U0341283

共振瑞利散射光谱

在食管癌肿瘤标志物及肿瘤细胞检测中的应用研究

李俊波　著

中国原子能出版社

图书在版编目（CIP）数据

共振瑞利散射光谱在食管癌肿瘤标志物及肿瘤细胞检测中的应用研究 / 李俊波著. --北京：中国原子能出版社，2019.11

ISBN 978-7-5221-0240-5

Ⅰ．①共… Ⅱ．①李… Ⅲ．①瑞利散射—光谱—应用—食管癌—生化性状—检测②瑞利散射—光谱—应用—食管癌—癌细胞—检测 Ⅳ．①R735.104

中国版本图书馆 CIP 数据核字（2019）第 269408 号

内 容 简 介

　　本书介绍了食管癌肿瘤标志物及食管癌肿瘤细胞检测的研究进展，并以表皮生长因子受体为检测靶点，以共振瑞利散射光谱法（RRS）为检测手段，以功能化金纳米粒子为检测探针，采用不同的金纳米粒子功能化策略，实现了低浓度食管癌肿瘤标志物和肿瘤细胞的 RRS 定量检测。

共振瑞利散射光谱在食管癌肿瘤标志物及肿瘤细胞检测中的应用研究

出版发行	中国原子能出版社（北京市海淀区阜成路 43 号　100048）
责任编辑	张　琳
责任校对	冯莲凤
印　　刷	三河市铭浩彩色印装有限公司
经　　销	全国新华书店
开　　本	787mm×1092mm　1/16
印　　张	9.75
字　　数	175 千字
版　　次	2020 年 3 月第 1 版　2020 年 3 月第 1 次印刷
书　　号	ISBN 978-7-5221-0240-5　　定价　52.00 元

网址：http://www.aep.com.cn　　E-mail：atomep123@126.com
发行电话：010—68452845　　　　版权所有　侵权必究

前　言

　　据国家癌症中心的统计,中国目前是世界上食管癌发病率和死亡率最高的国家,山西、河南、河北等省的太行山脉一带是我国食管癌的高发地区,其中 90% 以上的病例属于食管鳞状细胞癌(Esophageal squamous cell carcinoma,ESCC)。及早发现并治疗是降低食管癌死亡率的有效途径,因此食管癌的早期诊断具有重要意义。传统的消化道内镜检查及病理学检查在发现早期食管癌方面效果欠佳,促使基于肿瘤标志物和肿瘤细胞的癌症早期筛查技术开发成为近年来的研究热点。功能化金纳米粒子生物传感器的研究为癌症的诊断和治疗提供了新的机遇。由于在生物大分子识别与检测方面的优良特性,共振瑞利散射(Resonance Rayleigh scattering,RRS)技术结合功能化金纳米探针,在肿瘤标志物和肿瘤细胞检测方面表现出良好的应用前景。

　　本书以 ESCC 肿瘤标志物表皮生长因子受体——Epidermal growth factor receptor(简称 EGFR)和 Human epidermal growth factor receptor 2(简称 HER2)为靶标,用对应的抗体及核酸适配体修饰金纳米粒子得到功能化的金纳米探针,利用探针对靶标的特异性识别作用以及由此引发的 RRS 光谱信号变化,实现对 ESCC 肿瘤标志物和肿瘤细胞的定量检测。具体研究内容和结果如下:

　　(1)在半胱胺(Cysteamine,简称 Cys)存在下用硼氢化钠还原氯金酸得到 Cys 稳定的金纳米粒子(Cys-AuNPs)。EGFR 抗体(西妥昔单克隆抗体,C225)通过 1-(3-二甲氨基丙基)-3-乙基碳二亚胺盐酸盐(EDC)介导的酰胺化反应共价连接到 Cys-AuNPs 表面,得到抗体功能化的 C225-AuNPs 探针。RRS 测定时,将探针与 EGFR 蛋白在适宜条件下混合,由于 C225 可与 EGFR 发生特异性结合,因此探针与 EGFR 发生聚集并引起 RRS 信号增强。在优化的反应条件下,EGFR 浓度与 RRS 强度呈正比例关系,线性范围 $30.0 \sim 130.0 \ ng \cdot mL^{-1}$,检出限 $4.0 \ ng \cdot mL^{-1}$。试验结果表明所构建的 C225-AuNPs 探针具有优异的选择性和抗干扰性。将方法应于人血清和食管癌细胞裂解液样品中 EGFR 的测定,结果令人满意。

　　(2)用柠檬酸钠还原氯金酸得到金纳米粒子(AuNPs),巯基修饰的 EGFR

核酸适配体(Apt)通过 Au—S 键共价连接到 AuNPs 表面得到适配体功能化的 Apt-AuNPs 探针。由于 Apt 可以靶向识别 EGFR,因此 Apt-AuNPs 探针与靶蛋白发生结合并导致 RRS 信号而显著增强。在 $30.0 \sim 110.0$ ng·mL^{-1} 范围内,EGFR 浓度与散射增强(ΔI)呈线性关系,检测限为 0.7 ng·mL^{-1}。所建立的方法被成功应用于 ESCC 细胞裂解物和人血清样品中 EGFR 含量的检测,并对方法的选择性和 RRS 增强的机理进行了探讨。

(3)将 EGFR 抗体(Ab)和 EGFR 核酸适配体(Apt)同时修饰到 AuNPs 表面得到复合功能化的 Apt-AuNPs-Ab 探针。该探针对 EGFR 具有 Ab 和 Apt 的双重靶向作用,可以与 EGFR 高特异性结合并生成大体积的散射粒子,在 312 nm 处出现特征 RRS 散射峰,并伴随 RRS 信号而显著增强。该法检测 EGFR 的线性范围为 $20.0 \sim 100.0$ ng·mL^{-1},检测限低至 0.1 ng·mL^{-1},表明复合功能化探针较单一功能化的金纳米探针具有更高的选择性和灵敏度,更适合于低浓度 EGFR 的 RRS 检测。方法被成功应用于 ESCC 细胞裂解物及人血清样品的检测。

(4)以 ESCC 细胞 Eca109 为模型,用复合功能化的 Apt-AuNPs-Ab 探针与细胞结合并进行 RRS 测定。结果表明探针对细胞表面过度表达的 EGFR 蛋白具有高度的特异性,从而很容易地与细胞发生结合。探针与细胞的结合体系具有很好的 RRS 光谱特性,细胞浓度与 RRS 信号强度正相关,对 Eca109 细胞的检测线性范围在 $1.0 \times 10^{2} \sim 5.0 \times 10^{5}$ cell·mL^{-1} 之间,检测限可达 20 cell·mL^{-1}。该方法被成功应用于人血清样品中 Eca109 细胞的检测,在食管癌早期低浓度癌细胞检测方面具有一定的应用价值。

(5)以食管癌肿瘤标志物 EGFR 和 HER2 为靶标,用 EGFR 核酸适配体(Apt 1)和 HER2 适配体(Apt 2)分别修饰 AuNPs 得到探针 Apt 1-AuNPs(Probe Ⅰ)和 Apt 2-AuNPs(Probe Ⅱ)。用三种不同类型的 ESCC 细胞:Eca109(EGFR(+))、KYSE510(HER2(+))和 KYSE150(EGFR(+)且 HER2(+))分别与探针作用,结果表明 Probe Ⅰ+Probe Ⅱ混合探针可以实现对上述三种细胞的 RRS 定量检测,检测限分别为 15 cell·mL^{-1}(Eca109)、18 cell·mL^{-1}(KYSE510)和 12 cell·mL^{-1}(KYSE150)。据此提出了一种新的低浓度食管癌细胞的 RRS 定量分析策略。

本书研究的目的在于探索并建立食管癌肿瘤标志物及肿瘤细胞的检测方法,为早期食管癌的诊断提供新的手段。癌症发生早期可供检测的肿瘤标志物及肿瘤细胞浓度极低,如何提高检测的灵敏度和准确性是本研究面临的核心问题。本书的研究思路是:以共振瑞利散射光谱法(RRS)为检测手段,以功能化金纳米粒子为检测探针,采用不同的金纳米粒子功能化策略,提高探针的灵敏度和选择性,从而实现对低浓度肿瘤标志物和肿瘤细胞的 RRS 检测。在研究过程中开展了以下创新性工作：

（1）以食管癌肿瘤标志物 EGFR 为靶标，分别用 EGFR 的抗体和核酸适配体修饰金纳米粒子得到功能化的金纳米探针。利用探针与 EGFR 蛋白的特异性结合及由此引起的 RRS 光谱变化，建立了定量检测 EGFR 的 RRS 方法，并对测定机理进行了探讨。

（2）将 EGFR 的抗体（Ab）和核酸适配体（Apt）同时修饰到金纳米粒子表面，制备了复合功能化的金纳米探针，利用该探针实现了对低浓度 EGFR 蛋白及过度表达 EGFR 食管癌细胞的高灵敏度 RRS 检测。与 Ab 或 Apt 单独修饰的金纳米粒子相比，这一探针的优势在于 Ab 和 Apt 同时对 EGFR 蛋白发挥靶向识别作用，一方面降低非特异性识别对测定的干扰，降低误检率，提高了检测特异性；另一方面可以对低浓度的检测靶标实现充分的富集，增加了检测信号强度，提高了检测的灵敏度。

（3）以两种肿瘤标志物 EGFR 和 HER2 为靶标，用对应的核酸适配体分别制备 Apt-AuNPs 探针。所制备的两种探针通过对细胞表面特定蛋白的特异性识别，实现对癌细胞的靶向性结合，据此建立了基于两种探针混合的食管癌细胞 RRS 检测方法。该方法可以实现人血清中 Eca109、KYSE510 和 KYSE150 三种不同类型癌细胞的检测。多靶标的混合探针检测可以靶向识别多种类型的癌细胞，一方面可以有效地提高癌细胞的检出率，降低漏诊风险；另一方面不同细胞与探针作用后的 RRS 信号叠加，可以在一定程度上放大检测信号、提高检测灵敏度。

由于作者水平有限，书中疏漏之处在所难免，恳请同行专家以及广大读者批评指正。

作　者

2019 年 10 月

目　录

第 1 章　绪论 ……………………………………………………… 1
　　1.1　食管癌及其诊断 …………………………………………… 1
　　1.2　金纳米粒子及其在肿瘤标志物和肿瘤细胞检测中的
　　　　　应用 …………………………………………………………… 8
　　1.3　共振瑞利散射光谱及其在肿瘤标志物和肿瘤细胞检测
　　　　　中的应用 ………………………………………………… 19
　　1.4　本书写作意义、主要研究内容与技术路线 …………… 23
　　参考文献 ………………………………………………………… 27

第 2 章　基于抗体修饰金纳米探针的 EGFR 共振瑞利散射光谱
　　　　　检测 ……………………………………………………… 39
　　2.1　引言 …………………………………………………………… 39
　　2.2　实验部分 …………………………………………………… 40
　　2.3　结果与讨论 ………………………………………………… 44
　　2.4　测定机理探讨 ……………………………………………… 53
　　2.5　本章小结 …………………………………………………… 57
　　参考文献 ………………………………………………………… 58

第 3 章　基于核酸适配体修饰金纳米探针的 EGFR 共振瑞利散射
　　　　　光谱检测 ………………………………………………… 63
　　3.1　引言 …………………………………………………………… 63
　　3.2　实验部分 …………………………………………………… 64
　　3.3　结果与讨论 ………………………………………………… 67
　　3.4　测定机理探讨 ……………………………………………… 78
　　3.5　本章小结 …………………………………………………… 81
　　参考文献 ………………………………………………………… 82

第 4 章　基于抗体-核酸适配体复合功能化金纳米探针的 EGFR 共振
　　　　　瑞利散射光谱检测 ……………………………………… 86
　　4.1　引言 …………………………………………………………… 86
　　4.2　实验部分 …………………………………………………… 87

4.3 结果与讨论 ·· 89

4.4 本章小结 ·· 97

参考文献 ·· 98

第 5 章 基于抗体-核酸适配体复合功能化金纳米探针的食管癌细胞 共振瑞利散射光谱检测 ·············· 100

5.1 引言 ··· 100

5.2 实验部分 ··· 101

5.3 结果与讨论 ··· 105

5.4 本章小结 ··· 115

参考文献 ··· 116

第 6 章 基于两种肿瘤标志物适配体探针的食管癌细胞共振瑞利散射 光谱检测 ·································· 119

6.1 引言 ··· 119

6.2 实验部分 ··· 120

6.3 结果与讨论 ··· 124

6.4 本章小结 ··· 138

参考文献 ··· 139

第 7 章 总结与展望 ···································· 142

7.1 总结 ··· 142

7.2 展望 ··· 143

后记 ·· 145

第1章 绪 论

1.1 食管癌及其诊断

1.1.1 食管癌

食管癌(Esophageal cancer)是世界上第八大常见恶性肿瘤和第六大死亡原因,从组织学上可以划分为食管腺癌(Esophageal adenocarcinoma, EAC)和食管鳞状细胞癌(Esophageal squamous cell carcinoma, ESCC)[1,2]。ESCC 在亚洲尤其是中国非常普遍,超过 80％的食管癌新发病例出现在中国[3]。ESCC 发病具有明显的地域性,山西、河南、河北等太行山区是食管癌的高发区域[4]。由于临床症状的非特异性及癌症筛查手段的局限,许多食管癌患者确诊时已为晚期[5],错过了最佳的治疗时机;再者由于食管癌恶性程度高,尽管化疗、手术和放射治疗等多种治疗技术在不断发展,但治疗结果和预后仍然很差,5 年生存率通常低于 20％[6],对于有肿瘤转移的食管癌患者 5 年生存率则更低[7]。若可以在 ESCC 发生早期进行确诊,内镜下黏膜切除术后 5 年生存率将达到 100％[8]。因此,早期诊断和治疗对于提高食管癌患者的生存率至关重要。

1.1.2 食管癌的传统诊断方法

目前,临床上常用的食管癌筛查手段主要有内镜检查、影像学检查和活组织病理检查等。

1. 内镜检查

早期局部内镜检查是 ESCC 诊断的主要方式,普通白光内镜对于浅表和平坦型病变容易漏检[9]。化学和光学理论在内窥镜检查中的应用促进了碘染色内镜检查(Lugol chromendoscopy)和窄带成像(Narrow band imaging,

NBI)内镜检查的发展,提高了早期癌症的检出率[10],如在 Li 等[11]的研究中(图 1-1),某病例在下咽后壁可见一个小的癌性病变(A),在 NBI 和 Lugol 染色内镜检查中均被检测到:NBI 检查,在 3 点钟方向(C)观察到深褐色区域;Lugol 染色内镜检查显示其出现 Lugol-voiding lesion(LVL)病变(D),而普通内窥镜检查几乎未发现任何异常(B)。

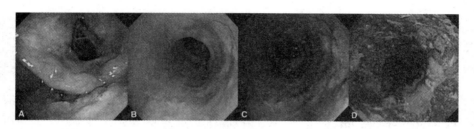

图 1-1　标准内窥镜检查下的假阴性病变,在 NBI 和
Lugol 染色内镜检查中均检测到[11]

A:在下咽后壁可见一个小的癌性病变;B:标准内窥镜检查;C:NBI 检查;
D:Lugol 染色内镜检查显示 LVL 具有中心恶性变化

在碘染色内窥镜检查中,通过喷射染色液以获得显影效果。其原理是,正常鳞状上皮细胞富含糖原,遇碘可变为深棕色,癌变组织内糖原含量减少甚至消失,因而呈现出不同程度的淡染或不染区域,可以根据着色深浅、边缘形状等进行活检定性。然而,染色液分布不均匀易导致诊断困难;另外,一些患者对碘过敏,染色可能引起胸部不适[12]。

传统的电子内镜使用氙灯作为照明光,这种被称为"白光"的宽带光谱实际上是由 R/G/B(红/绿/蓝)3 种光组成的,其波长分别为 605 nm、540 nm、415 nm。NBI 系统采用窄带滤光器代替传统的宽带滤光器,对不同波长的光进行限定,仅留下 605 nm、540 nm 和 415 nm 波长的红、绿、蓝色窄带光波。窄带光波穿透胃肠道黏膜的深度是不同的,蓝色波段(415 nm)穿透较浅,红色波段(605 nm)可以深达黏膜下层,用于显示黏膜下血管网,绿色波段(540 nm)则能较好地显示中间层的血管。由于黏膜内血液对蓝、绿光吸收较强,因此使用难以扩散并能被血液吸收的光波,能够增加黏膜上皮和黏膜下血管的对比度和清晰度。因此,NBI 具有相当于黏膜染色的功效,应用时仅需按键切换无需喷洒染色剂,故被称为电子染色内镜。但是,NBI 检查存在较强的主观性,并受多种因素的影响。例如,血液存在时,NBI 下的视图变黑,因为 415 nm 和 540 nm 的光线被黏膜表面上的血液吸收而没有被反射,使得病变部位不清楚从而难以进行临床诊断[13]。

2. 影像学检查

X 线钡餐检查是诊断食管癌的重要方法之一，能够对患者病变的区域及直径进行有效评估，而且操作简单，患者痛苦小，费用低廉，因而在临床得到了广泛的推广和应用[14]。但该方法对肿瘤周围组织的受侵犯程度、病灶大小及淋巴结转移情况等的诊断效果不如电子计算机断层扫描（Computed tomography，CT）和磁共振成像（Magnetic resonance imaging，MRI）[15]。CT 检查能够对肿瘤的浸润程度和直径进行清晰显示，且可辅助对食管癌进行分期；MRI 则具有较好地分辨各种组织密度结构的特性并能同时进行冠状、矢状及横段面扫描。但 CT 和 MRI 操作过程和图像分析专业性很强，对医技人员的技术和经验要求较高，在基层和偏远地区难以普及，且上述检查价格昂贵，部分患者难以接受。更重要的是，不论是 X 线钡餐还是 CT 和 MRI 检查，只能在判断中晚期食管癌上发挥作用，对于发生在黏膜表层的食管早期癌症及癌前病变，缺乏特异性，效果欠佳。

3. 活组织病理检查

内镜下对病灶进行活组织病理检查是目前诊断食管癌的金标准[16]。通常做法是在内镜或影像学检查发现食管病变后，内镜下取出活组织进行病理检查，以进一步明确诊断。但是活检取材相对表浅且具有随机性，不可避免的抽样误差容易发生取材不到位，使得病理结果不能如实地反映病变实际情况[17]。也有研究报道，可以通过多次活检提高诊断阳性率，但是多次活检往往可能导致病灶处形成疤痕粘连，增加下一步内镜微创治疗的手术难度[18]。

综上，食管癌的传统诊断方式多数具有侵袭性，有的还具有放射性，患者耐受性差，容易发生漏检。上述手段大多只能诊断出中晚期癌症，对于早期癌症的诊断效果难以令人满意。同时还存在检查设备昂贵、费用高、检测周期长等问题[19]，在食管癌高发的中西部欠发达地区短期内难以推广普及。因此，寻找新的早期食管癌诊断手段是急需解决的现实课题。

1.1.3　食管癌的新诊断方法

1. 肿瘤标志物检测

目前，如何通过分子生物学手段提高食管癌早期诊断水平并改善预后已成为医学研究的重要方向。除基因改变（如 DNA、lncRNA 和 miRNA）外，食管癌肿瘤细胞在增殖、分化等过程中，会产生一系列可反映肿瘤细胞存在于宿主体内的化学分子，称为肿瘤标志物。肿瘤标志物可能存在于肿瘤细胞表面或细胞内，有的通过肿瘤细胞分泌进入到体液或组织中，有的则通过机体对肿瘤的免疫反应而产生并进入体液或组织。肿瘤标志物在健康人体内不存在或不应大量存在，所以当肿瘤标志物出现并异常增多时，就意味着可能有肿瘤发生。肿瘤标志物存在于肿瘤发生、发展的各个阶段，对肿瘤的诊断和治疗有重大意义[20]。

肿瘤标志物检测具有无创、简便、快捷、可重复性强等明显的优点，它在肿瘤的早期诊断、病理分型、疗效评估及预后监测中发挥着重要作用，是科研及临床研究的热点之一。近年来有大量关于食管癌肿瘤标志物的研究报道，例如，Xu 等[21]通过酶联免疫吸附（ELISA）测定 191 名 ESCC 患者和 94 名正常对照样本血清中 L1-细胞黏附分子（L1-CAM）的水平，发现所有 ESCC 患者的 L1-CAM 水平显著低于正常对照组，表明血清 L1-CAM 可能作为 ESCC 诊断和预后的潜在生物标志物。还有研究者指出，癌胚抗原（Carcino embryonic antigen，CEA）[22]或癌抗原（CA19-9）[23]水平的增加与更晚期的肿瘤分期相关，并且它们的组合可以为诊断和预后提供更多信息。Bagaria 等[24]报道，若将特异性设定为 100%，CEA、CA19-9 及其组合对食管癌的敏感性分别为 28%、18% 和 42%。

近期的研究表明表皮生长因子受体（Epidermal growth factor receptor，EGFR）可能是 ESCC 诊断和靶向治疗的合适分子靶点[25]。

EGFR 是 ErbB 跨膜生长因子受体家族的成员，其通过激活受体相关酪氨酸激酶（Tyrosine kinase，TK）启动信号传导；ErbB 还包括 ErbB2（HER2）、ErbB3 和 ErbB4[26]。通过该家族激活的下游途径包括丝裂原活化蛋白激酶（Mitogen-activated protein kinase，MAPK）途径和磷脂酰肌醇三激酶/蛋白激酶（Phosphatidylinositide 3-kinases/Protein kinase B，PI3K/Akt）途径。ErbB 高表达肿瘤细胞中 Ras-MAPK 和 PI3K-Akt 信号传导活性较高，细胞增殖能力较强，分化成熟和凋亡机制受到抑制，细胞恶性程度高。EGFR 的信号传导途径如图 1-2[27]所示。

表皮生长因子受体（EGFR，HER1）的过度表达在 ESCC 中很常见[28]。已有的免疫组织化学研究表明，50%～80% 的 ESCC 患者高表达 EGFR[29,30]，EGFR 的表达与疾病进展和预后密切相关[31,32]。EGFR 表达较高的 ESCC 患者对 EGFR 靶向治疗（如酪氨酸激酶抑制剂和抗 EGFR 单克隆抗体）的反应率较高[33]。

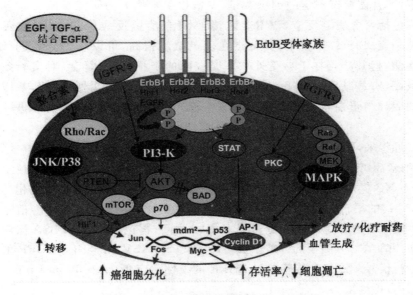

图 1-2　EGFR 受体家族及其信号传导[27]

　　HER2 是 ErbB 家族的另一成员，HER2 与其他家族成员 EGFR、HER3、HER4 形成一个广泛的信号网络，具有增强肿瘤细胞的增殖、抑制肿瘤细胞的凋亡、促进肿瘤细胞迁移的作用[34]。免疫组化研究发现，正常人食管黏膜上皮通常无或低表达 HER2 蛋白，而在大部分食管癌中存在 HER2 蛋白的过度表达，且两者存在明显差异[35]。文献报道的食管癌患者 HER2 阳性率从 9％～70％不等[34,36,37]，但研究结果普遍认为 HER2 是潜在的食管癌诊断和治疗靶点。还有研究表明 HER2 是预后判断的理想指标，如 Chan 等[38]通过 Meta 分析发现，HER2 阳性食管癌患者的 5 年生存期较阴性者明显降低，其中 HER2 阳性的食管鳞状细胞癌尤为显著，认为 HER2 过度表达及扩增对食管鳞状细胞癌影响更大。

　　综上所述，EGFR 和 HER2 在食管癌中有不同程度的过度表达现象，已有的研究也表明二者的过度表达可能与食管癌的发生、发展和转移等密切相关，因此二者可以作为食管癌早期诊断和预后判断的有效标志物。

　　关于 EGFR 和 HER2 的定量检测研究报道很多。目前常用的 EGFR 检测技术，包括酶联免疫吸附法（ELISA）[39]、免疫组织化学法（ICH）[40]和基因检测[41]等。ELISA 方法的优势在于定量准确、重复性好，但它是一种间接测定方法，不能直接检测 EGFR，并且需要有已标记的纯抗体或者抗原[42]。ICH 的优点是可以明确反映活体状态下抗原或抗体在细胞内的定位、可以区分良性和恶性细胞、保留了原有的组织结构。其缺点是只能定性检测，无法定量,且需要有一定的细胞数量,一般以手术病人为研究对象[43]。基因检测包括聚合酶链反应(PCR)、逆转录-聚合酶链反应(RT-PCR)和荧光原位杂交(FISH)等技术,其特点在于灵敏度很高,可以对 EGFR 进行直接检测,但其缺点在于易受外来基因或酶的干扰、技术复杂、对实验条件要求高,有些基因检测阳性的标本 ICH 检测结果却为阴性,因此,基因水平的变异与蛋白水平的变异及生理功能改变之间的相关性还有待进一步研究[44]。

近年来,研究者开发了一些新的 EGFR 检测方法。Mousavi 等[45]将 Pb 纳米簇(Pb nanocluster,Pb NC)连接于牛血清白蛋白(BSA)模板上得到 Pb NC @BSA 探针。用链霉亲和素包被的磁珠作为固定生物素化的一抗(Ab1)的平台,并利用与二抗(Ab2)偶联的 Pb NC @BSA 作为信号探针。随后将目标蛋白质夹在 Ab1 和 Ab2 之间,再把 Pb NC @BSA 溶解在酸中,并记录 Pb 离子的方波阳极溶出伏安(SWASV)信号作为 EGFR 的定量分析信号。该免疫传感器对 EGFR 的线性响应在 $0.4 \sim 35 \text{ ng} \cdot \text{mL}^{-1}$ 的范围内,检测限为 $8 \text{ pg} \cdot \text{mL}^{-1}$。

Regiart 等[46]报道了一种用于 EGFR 测定的介孔二氧化硅(AMS)微流体免疫传感器。将 EGFR 抗体固定在氨基官能化的 AMS 通道中,并采用 CMK-3/poly(AC-co-MDHLA)纳米复合材料增加了电极的活性表面积,通过循环伏安法测定,电流强度与人血清样品中 EGFR 的水平成正比。线性范围为 $0.01 \sim 50 \text{ ng} \cdot \text{mL}^{-1}$,检测限为 $3.03 \text{ pg} \cdot \text{mL}^{-1}$。

Chen 等[47]构建了用自组装巯基单层修饰金电极表面并通过 1-(3-二甲氨基丙基)-3-乙基碳二亚胺盐酸盐(EDC)/N-羟基琥珀酰亚胺(NHS)活化的石英晶体微天平(Quartz crystal microbalance,QCM)。试验表明通过蛋白 G 介导固定的 EGFR 抗体,比随机定向的抗体更适合与抗原结合。频移与 EGFR 浓度在 $0.01 \sim 10 \text{ } \mu\text{g} \cdot \text{mL}^{-1}$ 之间存在线性关系。

Reyes 等[48]提出了一种基于 ZnO 薄膜晶体管的免疫传感器(ZnO-bioTFT)。ZnO 表面用抗 EGFR 单克隆抗体功能化,借助抗体-抗原免疫反应引起的伪双门控场效应,通过通道载体调制实现低至 10fM 的 EGFR 蛋白检测。

然而,上述 EGFR 的新检测手段由于测定装置复杂、制备步骤繁琐、分析时间长、重现性差等原因,其实际应用受到限制[49]。

2. 肿瘤细胞检测

癌症起源于遗传异常,通常导致受影响的细胞在分子水平上表现不同。因此,在疾病进展的早期阶段检测癌细胞对于癌症的早期诊断至关重要[50]。

癌症患者死亡的主要原因是转移,是由肿瘤细胞引起。即肿瘤细胞从原发性肿瘤扩散到血液循环中并穿过循环系统到达发展成继发性肿瘤的远端位点。引发转移的细胞称为循环肿瘤细胞(Circulating tumor cells,CTC),CTC 被认为是体液活检中有前途的生物标志物,是一种实时评估肿瘤进展的非侵入性方法[51]。CTC 在食管癌发生早期数量极少,但一旦疾病发展,其数量就会大大增加。因此,精确检测 CTC,特别是在 CTC 浓度较低的疾病发生早期阶段,将有助于对患者病情的监控[52]。

由于 CTC 在外周血中数量极少,其异质性和聚集性特征是成功分离和分析的主要障碍。目前的 CTC 检测技术可划分为以下两种:肿瘤相关标志物依赖性检测及肿瘤相关标志物的非依赖性检测。CellSearch™(Veridex LLC,Raritan,NJ)是目前唯一获得美国 FDA 批准的 CTC 检测系统[53],该系统是代表性的肿瘤相关标记物依赖性检测方法。肿瘤相关标志物非依赖性检测技术,则主要是通过肿瘤细胞和正常细胞的直径差异,用细胞滤膜过滤得到 CTC 细胞并进行检测[54]。

Matsushita 等[55]采用 CellSearch 系统分离和计数了 90 例 ESCC 患者血液中的 CTC 数量,结果在 25 名患者(占比 27.8%)中检测到 CTC,且检测到 CTC 患者的总体生存期显著缩短。Qiao 等[56]采用免疫组化法检测了来自 59 名 ESCC 患者的 103 个外周血样品,CTC 检出率为 79.7%(47/59)。同时指出随着疾病的进展,患者 CTC 阳性的概率增加(Ⅰ～Ⅱ期为 58.9%,Ⅲ～Ⅳ期为 88.0%)。Yamaguchi 等[57]以神经营养素受体 p75NTR 为标志物,采用流式细胞术(Flow cytometry)检测了 23 例 ESCC 患者和 10 名健康对照者血液中的 CTC,与对照组相比发现,患者的 CTC 细胞计数明显更高。区分 ESCC 患者与对照组的灵敏度和特异性分别为 78.3% 和 100%。Choi 等[51]开发了 Fluid-assisted separation technique(FAST)技术,并对 73 例 ESCC 患者及来自 31 名健康志愿者的血液样品中的 CTC 进行了检测。发现在每 7.5 mL 血液中 CTC≥2 个的 66 名受试者中,63 名(占比 95.5%)患有 ESCC。在每 7.5mL 血液中 CTC<2 个的 38 名受试者中,28 名(占比 73.7%)是健康对照。当使用该阈值时,区分 ESCC 患者与健康对照的敏感性和特异性分别为 86.3% 和 90.3%。Li 等[58]对比了上皮细胞黏附分子(Ep-CAM)依赖性 CellSearch 系统和通过细胞大小进行分离的 ISET(Isolation by size of epithelial tumor)技术在 61 名 ESCC 患者 CTC 检测中的表现。结果发现 ISET 在 20 名患者(占比 32.8%)中检测到 CTC,而 CellSearch 系统仅在 1 名患者(占比 1.6%)中检测到 CTC,因此,与 ISET 方法相比,CellSearch 系统灵敏度较差。

虽然免疫组化、流式细胞仪、CellSearch 系统和一些新的 CTC 检测技术在基础和临床研究中不断得到开发和应用,但每种技术都有其自身的方法学局限性和不确定性,从而导致结果的不可靠性。例如,目前大多数 CTC 检测技术都依赖于某一种生物标志物(如 Ep-CAM 蛋白),而实际上不同类型肿瘤细胞一般不会过度表达同一种蛋白;即便是同种类型的癌细胞,其表面蛋白的表达情况也不尽相同;再加上癌症早期阶段,血液中可供检测的 CTC 数量极低,如何有效地富集癌细胞以供检测,是 CTC 检测面临的最大问题,且至今尚未提出有效的解决方案。因此,单一靶标的 CTC 检测很难满足癌症早期诊断的需求,开发新的癌细胞检测手段势在必行。

1.2 金纳米粒子及其在肿瘤标志物和肿瘤细胞检测中的应用

1.2.1 金纳米粒子

金属纳米粒子、半导体纳米晶体(量子点)、二氧化硅纳米粒子、碳纳米材料等在生物技术中的使用为癌细胞的靶向识别提供了新的方法[59]。其中,金纳米粒子(Gold nanoparticles,AuNPs)由于制备简单、比表面积大、便于修饰并具有良好的光学和电学性质、优异的生物相容性、极低的生物毒性成为制备生物探针(Probe)的理想平台[60,61]。近年来,金纳米探针已被广泛应用于基因检测[62]、药物分析[63]、重金属检测[64]、农药残留测定[65]、肿瘤标志物检测[66]、肿瘤细胞的成像[67]和定量测定[68]等领域。

有大量文献报道 AuNPs 的制备方法,其中被普遍使用的是 Turkevich-Frens 柠檬酸钠还原氯金酸的方法[69,70],因为该方法可以通过改变还原剂与氯金酸的配比,方便地实现对 AuNPs 粒径的调控,而且制得的金纳米粒子被柠檬酸根阴离子包被,微粒间的静电排斥使得纳米粒子体系非常稳定(图 1-3)[71]。另外,由于 AuNPs 表面上相当松散的柠檬酸根离子壳层很容易被配体分子所取代[72,73],使得 AuNPs 的修饰十分方便,因此该方法目前仍被广泛使用。

然而,研究人员发现柠檬酸根稳定的金纳米粒子(一)AuNPs 不仅与配体结合的反应时间很长(12~48 h),且所得到的探针对测定环境十分敏感(如酸度、离子强度等),还经常出现假阳性信号[74,75]。2004 年,Niidome 等[76,77]在半胱胺(Cysteamine,Cys)存在下用硼氢化钠还原氯金酸得到了半胱胺稳定的金纳米粒子(+)AuNPs(图 1-4),不仅可以更容易地与带负电荷的抗体、核酸等生物分子结合,而且对测定环境的改变有更强的适应能力。近十几年来,以(+)AuNPs 为平台的功能化探针被广泛应用于溶菌酶[78]、抗生素[79]、三聚氰胺[80]、农药[81]、重金属[82]等的检测。

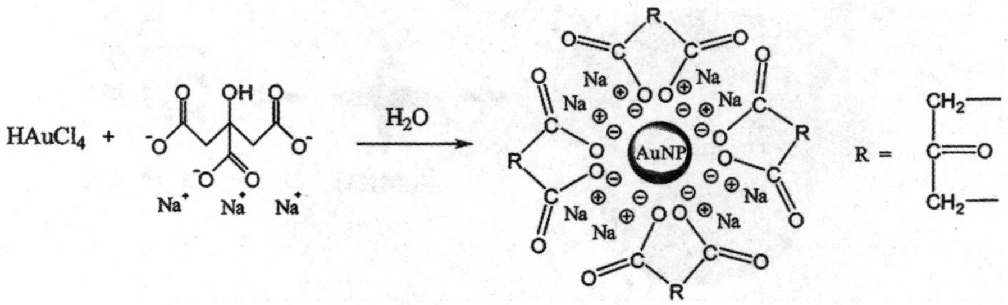

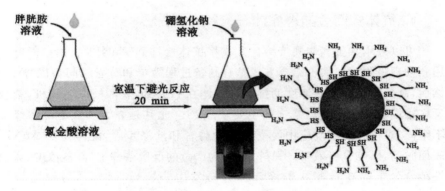

图 1-3　使用 Turkevich 方法合成 AuNPs[71]

图 1-4　半胱胺稳定的 AuNPs 合成[77]

1.2.2　金纳米生物探针的构建及应用

基于 AuNPs 的生物探针的构建,通常需要对 AuNPs 进行必要的表面修饰。表面修饰或功能化主要目的在于改善表面特性,降低免疫原性,减少聚集或增加稳定性,从而使探针更好地与待测物结合[83]。与 AuNPs 结合的配体分子不仅可以控制合成过程中微粒的生长,还可以借助静电排斥、空间位阻或水化层防止纳米粒子的聚集[84]。常用的修饰分子包括抗体(Antibody)、核酸适配体(Aptamer)、蛋白质、DNA、肽(Peptide)及小分子等[85]。静电相互作用、特异性识别(抗体-抗原、亲和素-生物素等)和共价偶联(Au—S 键,EDC/NHS 偶联等)是广泛使用的 AuNPs 探针的功能化方法。表面功能化后的金纳米探针与待分析物质(Target)作用后,产生各种可被测定的检测信号[86],如图 1-5 所示。

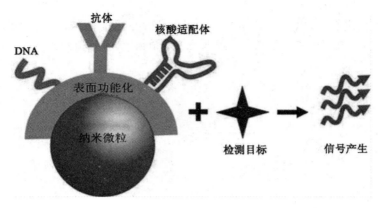

图 1-5 纳米粒子功能化[86]

1. 抗体修饰金纳米探针

可以采用共价和非共价结合方式将抗体修饰到 AuNPs 表面。静电作用和物理吸附等非共价结合方式具有制备过程简单和节省时间等优势[86]，然而，制备过程需要高浓度的抗体。抗体在 AuNPs 表面的取向随机、结合反应难以控制是非共价修饰的主要缺点[87]。尤其是在该模式下配体修饰不牢固，难以在后续反应中经受必要的孵育和洗涤步骤，配体易从 AuNPs 表面脱离，影响分析效果。另外，在较为严苛的反应条件下（高盐浓度、竞争性结合分子存在），非共价修饰探针易发生非特异性结合，导致选择性下降[88]。

共价结合模式过程更为复杂，有时需要对配体或 AuNPs 进行化学或生物修饰，探针制备成本高、时间长。但是，共价结合探针具有更高的稳定性，更适合于复杂生物测定体系，因而得到越来越多的应用。抗体可以通过三种方式共价结合到 AuNPs 表面：①通过 Au—S 键共价结合；②借助化学偶联剂，如 1-乙基-3-（3-二甲基氨基丙基）碳二亚胺/N-羟基琥珀酰亚胺（EDC/NHS）共价偶联；③通过使用适配分子，如链霉亲和素-生物素（Streptavidin-biotin）的特异性结合[89]。

Au—S 键共价结合是最为常用的修饰方式，该方法需要使用硫醇、二硫化物和硫代酯等含硫配体。Zeng 等[90]通过在金/氧化铟锡（ITO）电极上组装硫醇-衍生物-纳米金（Thiol-derivative-nanogold，TDN）标记的抗癌胚抗原（Carcinoembryonic antigen，CEA）TDN-anti CEA 抗体，构建了肿瘤标志物 CEA 的高灵敏检测平台（图 1-6）。其中，TDN 的制备是在硼氢化钠还原氯金酸的同时，加入了乙二硫醇，通过 Au—S 键在金纳米粒子表面修饰了巯基。巯基修饰的金纳米粒子沉积在 ITO 表面,为 TDN-anti CEA 抗体的固定提供了理想的底物,并改善了纳米金和电极之间的相容性,较未进行金纳米沉积的 ITO 电极,起到了明显的信号放大作用。

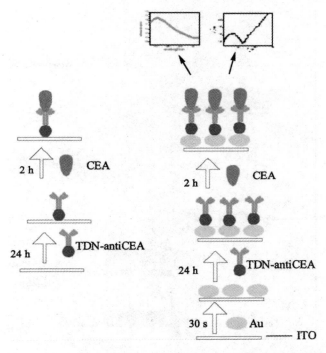

图 1-6　在 Au/ITO 上固定 TDN-anti CEA 抗体及 CEA 抗原和
CEA 抗体的免疫反应示意图[90]

　　Kim 等[91]构建了一种高灵敏度的有机电化学晶体管(Organic electro-chemical transistor,OECT)免疫传感器,用于检测前列腺特异性抗原/α1-抗胰凝乳蛋白酶(Prostate specific antigen/α1-antichymotrypsin,PSA-ACT)复合物。图 1-7(a)显示了 AuNPs 与 PSA 抗体 pAb 的结合过程,羧基化的 AuNPs 在 EDC/NHS 的偶联作用下与 pAb 表面上的侧链氨基连接,从而将 pAb 固定到 AuNPs 表面。图 1-7(b)为 PSA-ACT 的电化学测定原理,PSA mAb 修饰的基底-待测物-PSA pAb 修饰的金纳米粒子形成三明治型结构:PSA mAb-PSA-ACT-PSA pAb-AuNP,其中 PSA mAb 的作用是蛋白捕获,PSA pAb-AuNP 的作用是信号放大。该免疫传感器对于 PSA-ACT 的检测限低至 1 pg · mL^{-1},为前列腺癌的诊断和筛查提供了有效的手段。

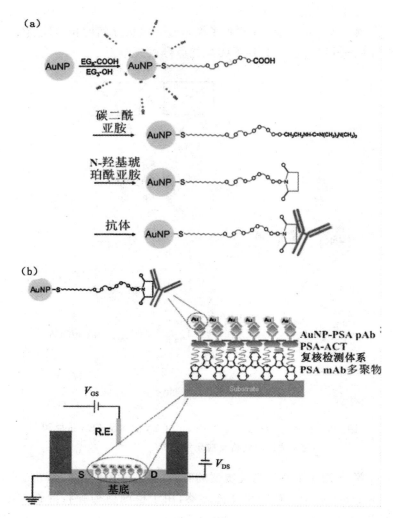

图1-7 (a)AuNPs与PSA抗体的结合(b)基于OECT的免疫传感器的示意图，利用金纳米颗粒进行信号放大，用于检测PSA-ACT[91]

亲和素-生物素（Avidin-biotin）的特异性结合也常被用于抗体与AuNPs的连接。例如，Li等[92]建立了人血清中癌胚抗原（CEA）表面等离子共振（SPR）检测方法。用链霉亲和素Streptavidin(SA)修饰金纳米颗粒（AuNPs）得到SA-AuNPs，生物素化的CEA抗体bio-mAbCEA-B5与SA-AuNPs通过Avidin-biotin连接，从而实现抗体向AuNPs的固定。血清样本中的CEA与修饰在传感器芯片CM5上的mAbCEA-C3抗体及抗体功能化的金纳米探针形成夹心型结构（图1-8），由于SA-AuNPs对信号的放大作用,该方法对 CEA 的检测下限达到 $1.0\ \text{ng}\cdot\text{mL}^{-1}$。

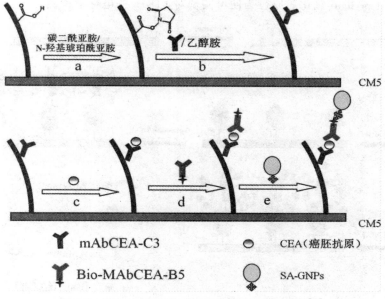

图 1-8　基于 SA-AuNPs 夹心形的 CEA 检测方法[92]

2. 核酸适配体修饰金纳米探针

近 10 年来,核酸平台的分子探针逐渐引起人们的兴趣,其中核酸适配体(Aptamer)在生物分析方面的应用受到研究者的广泛关注。Aptamer 是单链 RNA 或 DNA,能够以高亲和力和特异性广泛地结合靶分子,如金属离子、有机小分子、药物、蛋白质、甚至细胞[93]。Aptamer 可以通过 Systematic evolution of ligands by exponential(SELEX)技术人工制备[94],与抗体相比,Aptamer 具有体积小、合成快速且可重复、修饰方便并可控、不易变性、无免疫活性和无毒性[95]等优点。这使得 Aptamer 成为生物探针的理想选择,除可以识别简单的靶标如蛋白质外,Aptamer 修饰的微流体装置已被开发并应用于癌细胞富集,以实现对癌细胞的快速直接检测[96]。因此,基于 Aptamer 生物探针的高度特异性和灵敏度,其在癌症的早期诊断及治疗方面具有巨大的潜力。

血小板衍生生长因子(PDGF)具有两个可以与 Aptamer 选择性结合的表位,且与肿瘤的生长直接相关。Wang 等[97]报道了一种基于 AuNPs 的 Aptamer 夹心测定 PDGF 的方法(图 1-9)。首先,5′端巯基修饰的 PDGF Aptamer 通过 Au—S 键连接于 AuNPs 表面;随后,修饰在金电极表面的 Aptamer、PDGF 和 Aptamer 修饰的 AuNPs 三者形成"三明治"结构;最后,将$[Ru(NH_3)_5Cl]^{2+}$加入到体系中,$[Ru(NH_3)_5Cl]^{2+}$分子固定在上述结构的表面,借助其氧化还原行为便可实现对 PDGF 的电化学检测。

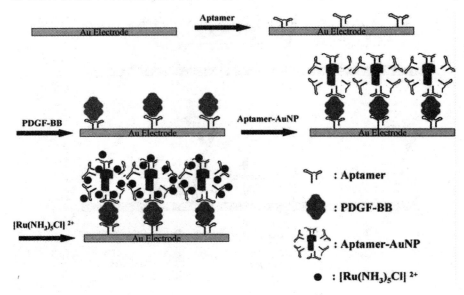

图 1-9　PDGF 的测定[97]

利用 Aptamer 的选择性、亲和力及 AuNPs 的光谱特性,Medley 等[98]构建了 Aptamer 功能化的金纳米探针,实现了对癌细胞的比色法测定。巯基修饰的 Aptamers 通过 Au—S 键与 AuNPs 结合,得到纳米探针(Aptamer-conjugated gold nanoparticles,AC-AuNPs),探针通过识别人急性淋巴细胞白血病 CCRF-CEM 细胞和人淋巴瘤 Ramos 细胞膜上的靶标,在特定类型的癌细胞表面聚集,如图 1-10 所示。AC-AuNPs 围绕细胞表面聚集,导致纳米颗粒的吸收光谱的变化,从而实现对癌细胞的定量检测。

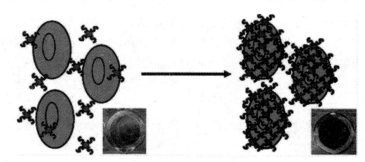

图 1-10　基于 AC-AuNPs 的比色测定的示意图[98]

Zhu 等[99]使用电化学免疫传感器结合肼和 Aptamer 功能化的 AuNPs

对 HER2 和 HER2 过度表达的乳腺癌细胞进行了检测（图 1-11）。先将在 AuNPs 上自组装了 2,5-双（2-噻吩基）-1H-吡咯-1-（对苯甲酸）（DPB）的纳米复合材料沉积到电极表面，再将肼及 HER2 Aptamer 修饰的探针 Hyd-AuNP-Apt（其中肼还原剂直接附着在 AuNPs 上以避免银在传感器表面上的非特异性沉积）与固定在电极表面的 HER2 抗体共同识别 HER2 蛋白，利用银离子的还原反应进行电化学测定。所制备的传感器能够区分 HER2 阳性乳腺癌细胞和 HER2 阴性细胞。该方法可用于人血清样品中 SK-BR-3 乳腺癌细胞的超灵敏检测，检测限为 26 cell·mL^{-1}。

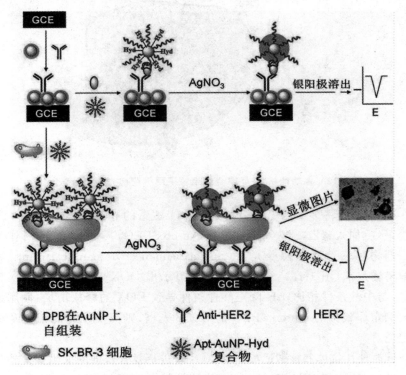

图 1-11　检测 HER2 蛋白和 HER2 过度表达的 SK-BR-3
乳腺癌细胞的免疫传感器示意图[99]

3. 复合修饰金纳米探针

复合修饰或复合功能化（Multifunctional）是指在 AuNPs 表面同时修饰两种或两种以上的配体分子，配体分子可以靶向同一目标或者分别发挥不同作用。

复合修饰可以使 AuNPs 粒子具有更丰富、更优良的性质，有大量关于复合功能化 AuNPs 用于细胞成像、药物递送、靶向治疗等领域的研究报道。如 Penon 等[100]将卟啉(PR,红色)和 Erb2 抗体(Ab,绿色)同时修饰到 AuNPs 表面得到复合功能化的 PR-AuNP-PEG-Ab(图 1-12)。SK-BR-3 乳腺癌细胞表面上过度表达 Erb2 受体,PR-AuNP-PEG-Ab 纳米颗粒通过其负载的抗体与细胞表面的 Erb2 结合,在光照下产生单线态氧并诱导 SK-BR-3 乳腺癌细胞的死亡。

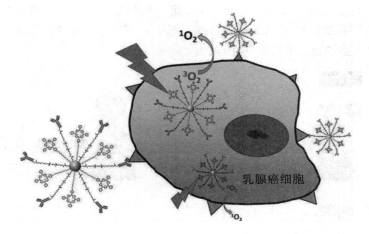

图 1-12　多功能抗体-卟啉金纳米粒子用于靶向光动力疗法[100]

Lee 等[101]将多柔比星(DOX)通过 pH 敏感的腙连接体与金纳米颗粒连接,然后加入聚乙二醇(PEG)得到 Au-dox-PEG,其中 DOX 同时作为抗肿瘤药物和表面增强拉曼光谱(Surface-enhanced raman scattering,简称 SERS)增强剂(图 1-13)。Au-dox-PEG 显示出 DOX 的 pH 和时间依赖性释放,与中性条件相比,pH 降至酸性条件导致 DOX 的释放增加;使用近红外波测定非聚集的 Au-dox-PEG 的 SERS 光谱,则可实现肿瘤细胞及组织的定位。

同时使用抗体和核酸适配体对 AuNPs 进行复合修饰的文献报道比较少见。Hou 等[102]将 CEA Aptamer 和检测抗体分别通过 Au—S 和 Au—NH$_2$ 键复合修饰在金纳米颗粒上得到 Ab$_2$-AuNP-S$_0$,同时将另一 CEA 抗体 Ab$_1$ 沉积于电极表面。当有 CEA 出现时,通过抗体-抗原的特异性结合形成夹心型结构,该体系与杂交序列 S$_1$ 和 S$_2$ 发生链杂交反应(Hybridization chain reaction,HCR),在 AuNPs 上形成 DNA 多联体。将所得电极悬浮于氯化血红素溶液中并在室温下反应可以形成 DNAzyme 多联体,其中,DNA Concatamer 是通过短 DNA 片段的自缔合产生的线性聚合结构之一,可用于 DNAzyme 的形成(图 1-14)。Aptamer 和检测抗体 Ab$_2$ 复合功能化的 AuNPs 则可以增加 DNAzyme 的生成量。DNAzyme 可以催化 4-氯-

1-萘酚和过氧化氢的氧化反应,氧化产物沉积于电极表面,最后以电化学阻抗法测定,阻抗信号间接取决于样品中 CEA 的浓度。

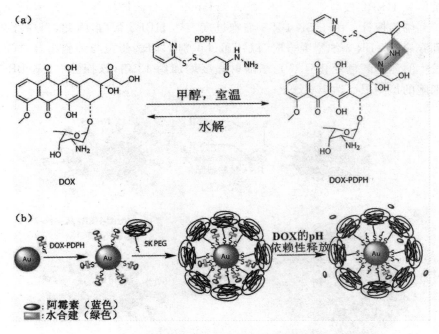

图 1-13 (a)Dox-PDPH 的化学合成;(b)复合功能化药物递送系统合成及其 pH 依赖性 DOX 释放的示意图[101]

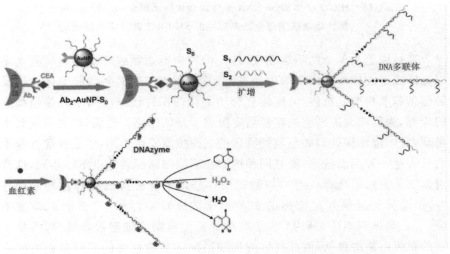

图 1-14 HCR 引发金纳米颗粒上形成 DNAzyme 多联体的 CEA 免疫阻抗测定[102]

Lu 等[103]报道了比色法和双光子散射技术,用于乳腺癌 SK-BR-3 细胞的高灵敏度检测(图 1-15)。从图 1-15 可以看到,用单克隆抗 HER2/c-Erb-2 抗体和 HER2 核酸适配体 S6 RNA aptamer 复合修饰椭圆形金纳米颗粒,得到细胞探针。由于 SK-BR-3 细胞过度表达 HER2 蛋白,因此,当探针与乳腺癌 SK-BR-3 细胞混合时,探针通过识别 HER2 蛋白与细胞结合,同时发生明显的颜色变化且双光子散射强度增加约 13 倍,该探针对 SK-BR-3 细胞的检测限可达 $100 \ cell \cdot mL^{-1}$。

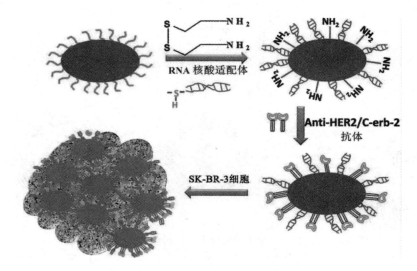

图 1-15　HER2 抗体和 S6 RNA 适体功能化椭圆形金纳米颗粒;基于
复合功能椭圆形金纳米颗粒的 SK-BR-3 乳腺癌细胞检测[103]

通过以上文献总结不难发现,传统的肿瘤标志物或肿瘤细胞检测大多以抗体或适配体单独修饰的探针进行,并且可以实现对某些肿瘤标志物及肿瘤细胞的检测。抗体/适配体复合功能化的探针已被应用于乳腺癌细胞的检测,为低浓度癌细胞的定量测定提供了新的思路。然而,研究者同时也发现:抗体修饰探针只能与某种特定的表面抗原发生作用,但是肿瘤细胞不会只表达一种表面抗原,而且同种抗原在不同细胞的表达也不尽相同,这严重影响了方法的选择性[104];核酸适配体修饰的探针虽然具有较好的选择性,但是有些时候其与靶标的亲和力比抗体要弱,导致分析的灵敏度下降[105]。具体到本论文研究,由于在癌症发生早期癌细胞数量极少,可供识别的靶蛋白浓度极低,因此抗体或核酸适配体单独修饰的探针是否可以满足癌症早期诊断的需求、复合功能化的探针是否可以提高检测的灵敏度和选择性将是需要探讨和解决的关键问题。

1.3 共振瑞利散射光谱及其在肿瘤标志物和肿瘤细胞检测中的应用

1.3.1 共振瑞利散射光谱法(RRS)

1871 年英国物理学家 Rayleigh 提出了瑞利散射理论。瑞利散射(Rayleigh scattering)是指当散射光和入射光波长相等,且散射粒子的直径远小于入射光波长时,没有能量转移、仅光子的运动方向发生改变的一种弹性散射[106],瑞利散射公式如下:

$$I = \frac{24\pi^3 V^2 N}{\lambda^4} \left\{ \frac{n_1^2 - n_0^2}{n_1^2 + 2n_0^2} \right\}^2 I_0 \tag{1-1}$$

式中,散射光强度 I 取决于入射光强度 I_0、散射粒子的尺度 V、散射粒子的个数 N 及入射光的波长 λ 等因素。

式(1-1)是瑞利散射定量分析的基础,但是该公式只适用于散射光与入射光频率相等的线性散射,且散射粒子的粒径必须小于入射光波长的 1/20。瑞利散射的缺点在于:不论何种物质,其散射信号均遵守瑞利公式,即 $I \propto 1/\lambda^4$,散射强度只与入射光波长相关,与物质结构及性质无关,选择性差。另外,瑞利散射信号强度一般只有入射光强度的千分之一,灵敏度较低。

1993 年,Pasternack[107] 指出当瑞利散射光与待分析物质的分子吸收带接近或重合时,由于电子的吸收频率与散射频率相同,电子会因为共振而强烈吸收光的能量并再次产生散射,同时伴随散射信号的显著增强及新的特征峰出现。这种现象称为共振瑞利散射(Resonance rayleigh scattering,RRS)。RRS 公式如下:

$$I_{RRS} = I_0 \frac{(2.303)^2 1000 cn^2}{N^A} \left\{ \frac{\varepsilon^2(\lambda_0)}{4\lambda_0^2} + \left[\frac{1}{\pi} \int_0^\infty \frac{\varepsilon(\lambda)}{\lambda_0^2 - \lambda^2} d_\lambda \right]^2 \right\} C_v \tag{1-2}$$

从上式可以看出,RRS 强度不再与入射光波长的 4 次方成反比,且与待测物浓度 C_v 呈现比例关系。式(1-2)是 RRS 法应用于定量测定的理论依据[108,109]。

RRS 的优点包括:(1)信号强度高,灵敏度好;(2)具有散射和吸收光谱的双重特性,具有特征峰、选择性好;(3)使用普通的荧光分光光度计即可完成,操作简便,检测迅速,成本低。这些优势使得近 20 年来 RRS 技术在生物分析[110,111]、药物检测[112,113]、环境分析[114,115]、食品检测[116,117]、物理化学参数测定[118,119]等领域都得到了广泛应用。

RRS 信号强度对散射粒子的聚集效应十分敏感,生物识别元素可以与目标分子(如肿瘤标志物)高特异性结合,而特定癌细胞表面也往往存在区别于其它癌细胞及正常细胞的标志物,因此功能化的 AuNPs 探针可以识别肿瘤标志物或肿瘤细胞,探针与待测物质结合的同时生成 RRS 散射微粒。散射微粒的 RRS 散射信号强度可达未聚集的标志物分子或单个细胞散射强度的 $10^4 \sim 10^6$ 倍。与传统免疫分析法相比,RRS 的优势在于:(1)信号水平高,可以实现低浓度标志物或肿瘤细胞的检测;(2)无需荧光标记,不存在荧光漂白效应,信号稳定,重现性好;(3)在普通的荧光分光光度计上即可实现,简便易行,分析时间短[120]。

近年来,RRS 技术结合功能化的 AuNPs 探针在肿瘤标志物测定和肿瘤细胞的早期检测方面表现出了良好的应用前景。

1.3.2 RRS 在肿瘤标志物检测方面的应用研究

癌抗原 125(Cancer antigen 125,CA125)是一种糖蛋白,血清中 CA125 水平可以作为卵巢癌诊断的有效标志物。通过硼氢化钠还原法制备 AuRu 纳米合金(GR),在其表面修饰 CA125 抗体(Ab)以获得免疫探针 GRAb。在 pH 为 7.0 的柠檬酸-Na_2HPO_4 缓冲溶液和超声波照射下,盐破坏了 GRAb 的表面电荷平衡,探针发生非特异性地聚集,并在 278 nm 处显示出强的 RRS 峰。当加入 CA125 时,抗原与抗体特异性反应,在溶液中形成分散的 CA125-GRAb 颗粒,导致 RRS 强度大大降低(图 1-16)。随着 CA125 浓度的增加,RRS 强度由于 CA125-GRAb 的形成而线性下降。基于此,Tang 等[121]提出了一种简单灵敏的免疫纳米合金 RRS 法用于 CA125 的检测。

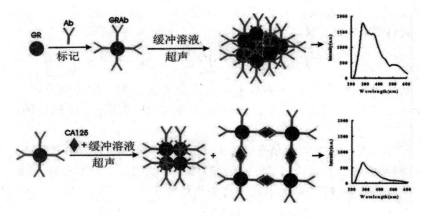

图 1-16　RRS 法测定 CA125 的示意图[121]

前列腺特异性抗原（Prostate specific antigen，PSA）是用于前列腺癌筛查的有价值的肿瘤标志物。Chen 等[122]基于 PSA 适体修饰的金纳米粒子，提出了一种新的 PSA RRS 光谱测定方法。巯基修饰的 Aptamer 可与 AuNPs 相互作用，使 AuNPs 在高浓度盐溶液中稳定。在 pH 为 7.0 BR 缓冲溶液中，PSA 与 AuNPs 表面连接的 Aptamer 高选择性结合，形成 AuNPs-Aptamer-PSA 复合物。此时，AuNPs 之间的距离缩短，刚性 Aptamer 不再保护 AuNPs 使其稳定。因此，在 KCl 存在下，AuNPs-Aptamer-PSA 复合物中的 AuNPs 聚集成具有高 RRS 强度的大颗粒（图 1-17）。RRS 信号的增强与 PSA 浓度具有良好的相关性，由此建立了检测 PSA 的 RRS 方法。

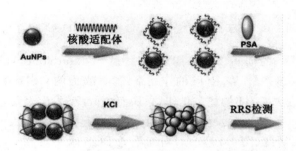

图 1-17　基于 RRS 法检测 PSA 的示意图[122]

实体瘤的生长取决于新血管的形成，其不仅为肿瘤生长提供营养和氧气，而且还使代谢物进入血液循环。作为最有效的已知血管生成因子之一，血管内皮生长因子（Vascular endothelial growth factor，VEGF）可刺激内皮细胞生长、促进血管生成并增加毛细血管通透性。VEGF 被认为是乳腺癌不良预后的有效标志物。因此，敏感和快速检测患者血清中的 VEGF 对于癌症诊断和治疗尤为重要。Chen 等[123]利用 VEGF 抗体修饰金纳米粒子得到免疫探针 AuNPs-anti-VEGF，探针与 VEGF 结合生成缔合物（图 1-18），会导致 RRS 信号的增加。由此建立了基于抗体功能化金纳米探针的 VEGF 检测方法。

1.3.3　RRS 在肿瘤细胞检测方面的应用研究

活性氧（ROS）包括羟基自由基（·OH）、超氧离子（O^{2-}）和过氧化氢（H_2O_2），是各种生理和病理活动中氧化代谢的结果。这些物质在正常人体内水平较低，ROS 的过量产生与癌症等疾病相关。与正常细胞相比，癌细胞由于致癌刺激会产生过量的 ROS。因此，可以通过细胞内 ROS 水平的检测来测定癌细胞。

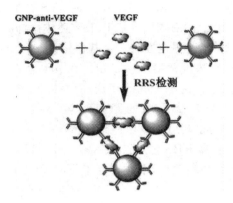

图 1-18　基于金纳米粒子的 RRS 检测 VEGF 的原理[123]

在 Li 等[124] 的研究中，使用谷胱甘肽（Glutathione，GSH）修饰的 AuNPs 作为纳米探针，在 ROS 的作用下，探针表面的 GSH 容易发生二聚化，使得探针失去 GSH 的稳定化作用，从而 AuNPs 发生聚集，并导致 RRS 信号增强。$FeCl_2$ 加入后发生的芬顿反应，可以起到信号放大的作用，增加 RRS 测定的灵敏度（图 1-19）。不同细胞的 ROS 水平不同，由此导致探针表面的 GSH 二聚化程度出现差异，因此探针可以用于定量检测癌细胞和正常细胞。该方法对于乳腺癌 HepG2 细胞的检测限可达 25 cells·mL^{-1}。

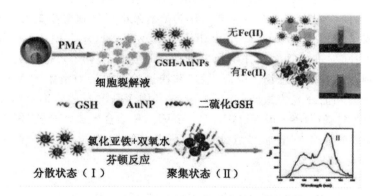

图 1-19　用于细胞检测和分析细胞内 ROS 的 GSH-AuNPs 探针示意图[124]

56％的乳腺癌病例中存在叶酸（Folate，FA）受体的过度表达，已有的研究表明 FA 受体表达随着疾病进展而增加。Cai 等[68] 使用 FA 修饰的金纳米粒子（FA-AuNPs）作为探针，采用 RRS 法对乳腺癌细胞进行了定量检测。如图 1-20 所示，FA 通过胱胺二盐酸盐（Cys）修饰 AuNPs 表面得到细胞探针。探针表面的 FA 可以特异性地识别癌细胞，探针与细胞作用后会引起 RRS 信号的增加。该方法对人乳腺癌 MCF-7 细胞的检出限为 12 cell·mL^{-1}。

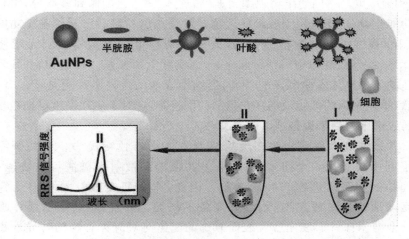

图 1-20 用于细胞识别和受体表达分析的 RRS 细胞传感器示意图[68]

可见,RRS 法已被成功应用于许多肿瘤标志物及某些肿瘤细胞的定量检测研究,并取得了较好的效果。但是目前为止尚未见到针对食管癌相关肿瘤标志物及肿瘤细胞的 RRS 测定研究报道。

1.4 本书写作意义、主要研究内容与技术路线

1.4.1 本书写作意义

山西、河南、河北等华北太行山区是食管癌的高发区,由于临床症状不明显及现有癌症筛查手段的局限性,严重影响了该疾病的早期发现、诊断和治疗,使公共卫生安全面临巨大威胁。癌细胞在肿瘤发生早期就已出现,癌细胞检测是最为直接有效的肿瘤诊断方式,癌细胞表面某特定蛋白(肿瘤标志物)的异常表达是癌症发生早期的分子事件,因此,肿瘤标志物及肿瘤细胞检测对于癌症的早期发现具有重要意义。

基于某些特定肿瘤标志物的早期癌症筛查及循环肿瘤细胞(CTC)检测已经被应用于临床实际。但是,现有的肿瘤标志物和肿瘤细胞检测手段存在程序繁琐、周期长、费用高、特异性差等不足之处。

金纳米粒子(AuNPs)具有量子尺寸效应、表面效应、良好的生物相容性及极低的生物毒性,且便于制备和修饰,被广泛应用于生物分析领域。AuNPs 可以与不同的生物识别元素(如抗体、核酸适配体和多肽等)结合实现功能化,被广泛应用于肿瘤标志物及肿瘤细胞检测。已有的基于功能化 AuNPs 探针的癌细胞检测方法,大多以某种单一的生物识别元素修饰 AuNPs,探针仅能识别一种目标分子,而实际上即便是一种癌细胞,其表面表达的蛋白也是多种多样的,不同癌细胞表面的蛋白类型更是千差万别。显然,单一靶标的细胞检测存在很高的漏检率,这对于癌症发生早期数量有限的癌细胞检测来说是难以令人满意的。

共振瑞利散射光谱法在生物检测方面具有独特优势。相关研究报道了利用功能化的金纳米探针,通过共振瑞利散射光谱法可以快速、灵敏地检测肿瘤标志物和肿瘤细胞。因此,本书研究拟针对典型食管癌细胞表面的蛋白标志物,设计并制备不同类型的抗体、核酸适配体功能化的金纳米探针。利用探针表面修饰的配体与对应标志物的特异性识别作用,实现探针与标志物及细胞的结合,并基于结合前后共振瑞利散射信号的变化,建立简便、快速、灵敏、准确的食管癌肿瘤标志物和肿瘤细胞检测方法。

1.4.2　主要研究内容

本书采用不同制备方法得到不同粒径、不同表面电荷特征的金纳米粒子(AuNPs)。采用单独修饰、复合修饰等修饰策略,用抗体及核酸适配体对 AuNPs 进行功能化得到检测探针。通过紫外可见光谱、红外光谱、透射电镜、纳米粒度分析和凝胶电泳等手段对探针进行表征。借助探针与食管癌肿瘤标志物及肿瘤细胞结合所引起的共振瑞利散射(RRS)光谱变化,将探针应用于食管癌肿瘤标志物及肿瘤细胞的定量检测,以期为食管癌的早期诊断提供新的技术手段。本书的主要研究内容包括:

(1)以食管癌肿瘤标志物 EGFR 为靶标,设计制备 EGFR 抗体 C225 修饰的 AuNPs 探针,利用 C225 和 EGFR 之间的抗体-抗原免疫反应,实现探针对 EGFR 蛋白的高特异性识别。探针与 EGFR 反应生成的散射微粒可以引起 RRS 散射信号的增强,由此开发用于 EGFR 检测的高灵敏度 RRS 方法,并将方法用于人血清样品和食管癌细胞裂解物中的 EGFR 检测,进一步对探针的制备机理、缔合反应机理及 RRS 增强的原因进行探讨。

（2）以 EGFR 为靶标，制备 EGFR 核酸适配体（Aptamer）修饰的 AuNPs 探针，借助探针与 EGFR 的结合后引起的 RRS 光谱变化，建立 Aptamer 修饰金纳米探针测定 EGFR 的方法。对探针的形成机理、探针与蛋白的结合机理进行探讨，并考察方法在食管癌细胞裂解液、食管癌患者血清样品中 EGFR 含量测定等实际应用中的效果。

（3）上述研究旨在证明抗体或核酸适配体单一修饰探针对于肿瘤标志物检测的可行性和有效性。该部分研究将 EGFR 抗体（Ab）及核酸适配体（Apt）两种识别分子同时修饰到金纳米粒子表面，构建复合功能化探针 Apt-AuNPs-Ab。基于探针与 EGFR 的结合，建立一种基于复合功能化传感器的 RRS 方法，用于 EGFR 的高选择性、高灵敏度检测。首先考察复合功能化探针的制备及表征方法，随后考察探针与 EGFR 结合后的 RRS 光谱特性，最后将优化后的 RRS 方法应用于实际样品的检测，并比较单一修饰与复合修饰金纳米探针对 EGFR 的检测效果。

（4）将复合功能化探针 Apt-AuNPs-Ab 应用于食管癌细胞的检测。借助 Ab 及 Apt 对癌细胞表面 EGFR 的双重靶向作用，实现探针对低浓度癌细胞的特异性识别。通过暗视野显微测定及荧光标记探针的荧光显微测定，对探针与癌细胞的结合进行表征，并将 RRS 法应用于人血清中食管癌细胞的检测。

（5）以 EGFR 和 HER2 两种肿瘤标志物为靶标，分别构建 EGFR 核酸适配体修饰的 AuNPs 探针（Probe Ⅰ）和 HER2 核酸适配体修饰的 AuNPs 探针（Probe Ⅱ）。以同时过度表达 EGFR 和 HER2 两种标志物的食管癌细胞 KYSE150 为模型细胞，探针与细胞反应形成 Probe Ⅰ-cell-Probe Ⅱ 的夹心型结构。以只存在 EGFR 过度表达的 Eca109 食管癌细胞、只存在 HER2 过度表达的 KYSE510 食管癌细胞及 EGFR 和 HER2 同时低表达的小鼠胚胎成纤维细胞 NIH3T3 为对照，考察探针与不同细胞的作用。通过暗视野显微测定对细胞与探针的结合情况进行表征，考察混合探针在不同类型癌细胞检测方面的应用效果。

1.4.3　技术路线

本研究的技术路线如图 1-21 所示。

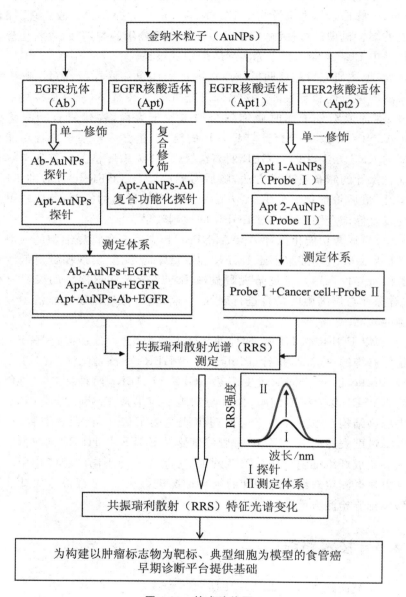

图 1-21　技术路线图

参考文献

［1］Kashyap M K,Abdel-Rahman O. Expression,regulation and targeting of receptor tyrosine kinases in esophageal squamous cell carcinoma［J］. Molecular Cancer,2018,17(1):54.

［2］Zhao S,Jiang Y,Zhao J,et al. Quercetin-3-methyl ether inhibits esophageal carcinogenesis by targeting the AKT/mTOR/p70S6K and MAPK pathways［J］. Molecular Carcinogenesis,2018,57(11):1540-1552.

［3］Wang G,Sun J,Zhao H,et al. Long non-coding RNA(lncrna) growth arrest specific 5(GAS5)suppresses esophageal squamous cell carcinoma cell proliferation and migration by inactivating phosphatidylinositol 3-kinase(PI3K)/AKT/mammalian target of rapamycin(mtor) signaling pathway［J］. Medical Science Monitor,2018,24:7689-7696.

［4］Wu C,Wang Z,Song X,et al. Joint analysis of three genome-wide association studies of esophageal squamous cell carcinoma in Chinese populations［J］. Nature Genetics,2014,46(9):1001-1007.

［5］Seton-Rogers S. Oesophageal cancer:Model refinement［J］. Nature Reviews Cancer,2015,15(9):511.

［6］Ida S,Watanabe M,Yoshida N,et al. Sarcopenia is a predictor of postoperative respiratory complications in patients with esophageal cancer［J］. Annals of Surgical Oncology,2015,22(13):4432-4437.

［7］Zeng H,Zheng R,Zhang S,et al. Esophageal cancer statistics in China,2011:Estimates based on 177 cancer registries［J］. Thoracic Cancer,2016,7(2):232-237.

［8］Grønbæk K,Hother C,Jones P A. Epigenetic changes in cancer［J］. Apmis,2007,115(10):1039-1059.

［9］Inoue H,Kaga M,Ikeda H,et al. Magnification endoscopy in esophageal squamous cell carcinoma:a review of the intrapapillary capillary loop classification［J］. Annals of Gastroenterology,2015,28(1):41.

［10］Matsuba H,Katada C,Masaki T,et al. Diagnosis of the extent of advanced oropharyngeal and hypopharyngeal cancers by narrow band imaging with magnifying endoscopy［J］. The Laryngoscope,2011,121(4):753-759.

［11］Lee Y C,Wang C P,Chen C C,et al. Transnasal endoscopy with narrow-band imaging and Lugol staining to screen patients with head and neck cancer whose condition limits oral intubation with standard endo-scope(with video)[J]. Gastrointestinal Endoscopy,2009,69(3):408-417.

[12] 赵九龙,杨帆,李兆申. 早期食管癌及癌前病变的内镜下筛查和精查进展[J]. 中华消化内镜杂志,2015,32(5):338-340.

[13] Wu I C,Syu H Y,Jen C P,et al. Early identification of esophageal squamous neoplasm by hyperspectral endoscopic imaging[J]. Scientific reports,2018,8(1):13797.

[14] 李志平. 食管 X 线造影及 16 排螺旋 CT 在食管癌诊治中的应用价值[J]. 现代医用影像学,2018,1:113-115.

[15] 李进才. 食管癌手术前后的影像学检查[J]. 当代医学,2013,19(22):8-9.

[16] Arnal M J D,Arenas á F,Arbeloa á L. Esophageal cancer:Risk factors,screening and endoscopic treatment in Western and Eastern coun-tries[J]. World Journal of Gastroenterology,2015,21(26):7933.

[17] Katzka D A. Recent advances in non-invasive esophageal tissue sampling[J]. Current Gastroenterology Reports,2017,19(3):9.

[18] Choi C W,Kang D H,Kim H W,et al. Direct endoscopic biopsy for subepithelial tumor larger than 20 mm after removal of overlying mucosa[J]. Scandinavian Journal of Gastroenterology,2017,52(6-7):779-783.

[19] Zhang C,Wang C,Chen X,et al. Expression profile of microRNAs in serum:a fingerprint for esophageal squamous cell carcinoma[J]. Clinical Chemistry,2010,56(12):1871-1879.

[20] 郭二亮,张金峰,杨英男,等. 食管癌肿瘤标志物的研究进展[J]. 现代肿瘤医学,2018,26(11):1783-1786.

[21] Xu Y W,Hong C Q,Wu Z Y,et al. Diagnostic and prognostic value of serum L1-cell adhesion molecule in esophageal squamous cell car-cinoma[J]. Clinics and Research in Hepatology and Gastroenterology,2018,42(6):597-603.

[22] Zhang H,Li H,Ma Q,et al. Predicting malignant transformation of esophageal squamous cell lesions by combined biomarkers in an endo-scopic screening program[J]. World Journal of Gastroenterology,2016,22(39):8770-8778.

[23] Sato H,Usuda N,Kuroda M,et al. Significance of serum concen-trations of E-selectin and CA19-9 in the prognosis of colorectal cancer[J]. Japanese Journal of Clinical Oncology,2010,40(11):1073-1080.

［24］Bagaria B，Sood S，Sharma R，et al. Comparative study of CEA and CA19-9 in esophageal，gastric and colon cancers individually and in combination（ROC curve analysis）［J］. Cancer Biology & Medicine，2013，10（3）：148-157.

［25］Lee T，Shin J，Park Y，et al. PET imaging biomarkers of anti-EGFR immunotherapy in esophageal squamous cell carcinoma models［J］. Cells，2018，7（11）：187.

［26］龚磊，卢红阳. 阿法替尼在非小细胞肺癌中的临床应用进展［J］. 中国肿瘤，2018，27（11）：857-861.

［27］Raben D，Helfrich B，Bunn Jr P A. Targeted therapies for non-small-cell lung cancer：biology，rationale，and preclinical results from a radiation oncology perspective［J］. International Journal of Radiation Oncology Biology Physics，2004，59（2）：S27-S38.

［28］Hanawa M，Suzuki S，Dobashi Y，et al. EGFR protein overexpression and gene amplification in squamous cell carcinomas of the esophagus［J］. International Journal of Cancer，2006，118（5）：1173-1180.

［29］Sunpaweravong P，Sunpaweravong S，Puttawibul P，et al. Epidermal growth factor receptor and cyclin D1 are independently amplified and overexpressed in esophageal squamous cell carcinoma［J］. Journal of Cancer Research and Clinical Oncology，2005，131（2）：111-119.

［30］Boone J，Van Hillegersberg R，Offerhaus G J A，et al. Targets for molecular therapy in esophageal squamous cell carcinoma：an immuno-histochemical analysis［J］. Diseases of the Esophagus，2009，22（6）：496-504.

［31］Zhang W，Zhu H，Liu X，et al. Epidermal growth factor receptor is a prognosis predictor in patients with esophageal squamous cell carcinoma［J］. The Annals of Thoracic Surgery，2014，98（2）：513-519.

［32］Jiang D，Li X，Wang H，et al. The prognostic value of EGFR overexpression and amplification in Esophageal squamous cell Carcinoma［J］. BMC Cancer，2015，15（1）：377.

［33］Zhao C，Lin L，Liu J，et al. A phase II study of concurrent chemoradiotherapy and erlotinib for inoperable esophageal squamous cell carcinoma［J］. Oncotarget，2016，7（35）：57310-57316.

［34］詹娜，董卫国，徐威. HER2 及靶向治疗在食管癌中的研究进展［J］. 诊断病理学杂志，2016，23（06）：458-461.

［35］Zhan N，Dong W G，Tang Y F，et al. Analysis of HER2 gene amplification and protein expression in esophageal squamous cell carcinoma[J]. Medical Oncology,2012,29(2):933-940.

[36] 赖霄晶,郑晓,毛伟敏. 食管癌靶向治疗的研究进展[J]. 肿瘤学杂志,2015,21(02):142-150.

[37] 王君化. HER2 和 β-catenin 在食管癌中表达的临床病理意义[J]. 中南医学科学杂志,2016,44(05):531-535.

[38] Chan D S Y,Twine C P,Lewis W G. Systematic review and meta-analysis of the influence of HER2 expression and amplification in operable oesophageal cancer[J]. Journal of Gastrointestinal Surgery,2012,16(10): 1821-1829.

[39] Pfeiffer P,Nexø E,Bentzen S M,et al. Enzyme-linked immunosorbent assay of epidermal growth factor receptor in lung cancer:comparisons with immunohistochemistry, clinicopathological features and prognosis [J]. British Journal of Cancer,1998,78(1):96-99.

[40] Tamura M,Sasano H,Suzuki T,et al. Expression of epidermal growth factors and epidermal growth factor receptor in normal cycling human ovaries[J]. MHR: Basic Science of Reproductive Medicine, 1995, 1 (5): 233-238.

[41] El-Zammar O A, Zhang S, Katzenstein A L A. Comparison of FISH,PCR,and immunohistochemistry in assessing EGFR status in lung adenocarcinoma and correlation with clinicopathologic features[J]. Diagnostic Molecular Pathology,2009,18(3):133-137.

[42] Elshafey R,Tavares A C,Siaj M,et al. Electrochemical impedance immunosensor based on gold nanoparticles-protein G for the detection of cancer marker epidermal growth factor receptor in human plasma and brain tissue[J]. Biosensors and Bioelectronics,2013,50:143-149.

[43] Garrido G,Sanchez B,Rodriguez H M,et al. 7A7 MAb:a new tool for the pre-clinical evaluation of EGFR-based therapies[J]. Hybridoma and Hybridomics,2004,23(3):168-175.

[44] 李榕,韩宝惠. EGFR 检测在肺癌中的临床意义[J]. 临床肿瘤学杂志,2004,9(4):420-424.

[45] Mousavi M F,Mirsian S,Noori A,et al. BSA-templated Pb nanocluster as a biocompatible signaling probe for electrochemical EGFR immunosensing[J]. Electroanalysis,2017,29(3):861-872.

[46] Regiart M,Fernández-Baldo M A,Villarroel-Rocha J,et al. Microfluidic

immunosensor based on mesoporous silica platform and CMK-3/poly-acryl-amide-co-methacrylate of dihydrolipoic acid modified gold electrode for cancer biomarker detection[J]. Analytica Chimica Acta,2017,963:83-92.

[47] Chen J C,Sadhasivam S,Lin F H. Label free gravimetric detection of epidermal growth factor receptor by antibody immobilization on quartz crystal microbalance[J]. Process Biochemistry,2011,46(2):543-550.

[48] Reyes P I,Ku C J,Duan Z,et al. ZnO thin film transistor immu-nosensor with high sensitivity and selectivity[J]. Applied Physics Letters, 2011,98(17):173702.

[49] Omidfar K,Darzianiazizi M,Ahmadi A,et al. A high sensitive electrochemical nanoimmunosensor based on Fe_3O_4/TMC/Au nanocom-posite and PT-modified electrode for the detection of cancer biomarker epi-dermal growth factor receptor[J]. Sensors and Actuators B:Chemical, 2015,220:1311-1319.

[50] Pu Y,Zhu Z,Liu H,et al. Using aptamers to visualize and cap-ture cancer cells[J]. Analytical and Bioanalytical Chemistry,2010,397(8): 3225-3233.

[51] Choi M K,Kim G H,Park S J,et al. Circulating tumor cells de-tected using fluid-assisted separation technique in esophageal squamous cell carcinoma[J]. Journal of Gastroenterology and Hepatology,2019,34 (3):552-560.

[52] Jacob K,Sollier C,Jabado N. Circulating tumor cells:detection, molecular profiling and future prospects[J]. Expert Review of Proteomics, 2007,4(6):741-756.

[53] Krebs M G,Metcalf R L,Carter L,et al. Molecular analysis of circulating tumour cells-biology and biomarkers[J]. Nature reviews Clinical Oncology,2014,11(3):129-144.

[54] Hou J M,Krebs M,Ward T,et al. Circulating tumor cells as a window on metastasis biology in lung cancer[J]. The American Journal of Pathology,2011,178(3):989-996.

[55] Matsushita D,Uenosono Y,Arigami T,et al. Clinical significance of circulating tumor cells in peripheral blood of patients with esophageal squamous cell carcinoma[J]. Annals of Surgical Oncology,2015,22(11): 3674-3680.

[56] Qiao Y,Li J,Shi C,et al. Prognostic value of circulating tumor

cells in the peripheral blood of patients with esophageal squamous cell carcinoma[J]. OncoTargets and Therapy,2017,10:1363-1373.

[57] Yamaguchi T,Okumura T,Hirano K,et al. Detection of circulating tumor cells by p75NTR expression in patients with esophageal cancer[J]. World Journal of Surgical Oncology,2016,14(1):40.

[58] Li H,Song P,Zou B,et al. Circulating tumor cell analyses in patients with esophageal squamous cell carcinoma using epithelial marker-dependent and-independent approaches[J]. Medicine,2015,94(38):e1565.

[59] Chen T,Shukoor M I,Chen Y,et al. Aptamer-conjugated nanomaterials for bioanalysis and biotechnology applications[J]. Nanoscale, 2011,3(2):546-556.

[60] Jans H,Huo Q. Gold nanoparticle-enabled biological and chemical detection and analysis[J]. Chemical Society Reviews, 2012, 41(7): 2849-2866.

[61] Lin Y W,Huang C C,Chang H T. Gold nanoparticle probes for the detection of mercury,lead and copper ions[J]. Analyst,2011,136(5): 863-871.

[62] Amini B,Kamali M,Salouti M,et al. Spectrophotometric,colorimetric and visually detection of Pseudomonas aeruginosa ETA gene based gold nanoparticles DNA probe and endonuclease enzyme[J]. Spectrochimica Acta Part A:Molecular and Biomolecular Spectroscopy,2018,199:421-429.

[63] Zhang G Q,Li Y S,Gao X F. An asynchronous-alternating merging-zone flow-injection gold nanoparticles probe method for determination of anti-diabetic pioglitazone hydrochloride medicine[J]. New Journal of Chemistry,2018,42(6):4337-4343.

[64] Parsaee Z. Electrospun nanofibers decorated with bio-sonochemically synthesized gold nanoparticles as an ultrasensitive probe in amalgam-based mercury(Ⅱ)detection system[J]. Ultrasonics Sonochemistry, 2018,44:24-35.

[65] Qi P,Wang J,Wang Z,et al. Construction of a probe-immobilized molecularly imprinted electrochemical sensor with dual signal amplification of thiol graphene and gold nanoparticles for selective detection of tebuconazole in vegetable and fruit samples[J]. Electrochimica Acta,2018, 274:406-414.

[66] Park S H,Lee J,Yeo J S. On-chip plasmonic detection of mi-

croRNA-106a in gastric cancer using hybridized gold nanoparticles[J]. Sensors and Actuators B:Chemical,2018,262:703-709.

[67] Suarasan S,Licarete E,Astilean S,et al. Probing cellular uptake and tracking of differently shaped gelatin-coated gold nanoparticles inside of ovarian cancer cells by two-photon excited photoluminescence analyzed by fluorescence lifetime imaging(FLIM)[J]. Colloids and Surfaces B: Biointerfaces,2018,166:135-143.

[68] Cai H H,Pi J,Lin X,et al. Gold nanoprobes-based resonance rayleigh scattering assay platform:Sensitive cytosensing of breast cancer cells and facile monitoring of folate receptor expression[J]. Biosensors and Bioelectronics,2015,74:165-169.

[69] Turkevich J,Stevenson P C,Hillier J. A study of the nucleation and growth processes in the synthesis of colloidal gold[J]. Discussions of the Faraday Society,1951,11:55-75.

[70] Frens G. Controlled nucleation for the regulation of the particle size in monodisperse gold suspensions[J]. Nature Physical Science,1973, 241(105):20.

[71] Zhao P,Li N,Astruc D. State of the art in gold nanoparticle synthesis[J]. Coordination Chemistry Reviews,2013,257(3-4):638-665.

[72] Daniel M C,Astruc D. Gold nanoparticles:assembly,supramolecular chemistry,quantum-size-related properties,and applications toward biology,catalysis,and nanotechnology[J]. Chemical Reviews,2004,104 (1):293-346.

[73] Rosi N L,Mirkin C A. Nanostructures in biodiagnostics[J]. Chemical Reviews,2005,105(4):1547-1562.

[74] Liu J,Lu Y. Fast colorimetric sensing of adenosine and cocaine based on a general sensor design involving aptamers and nanoparticles[J]. Angewandte Chemie International Edition,2006,45(1):90-94.

[75] Laromaine A,Koh L,Murugesan M,et al. Protease-triggered dispersion of nanoparticle assemblies[J]. Journal of the American Chemical Society,2007,129(14):4156-4157.

[76] Niidome T,Nakashima K,Takahashi H,et al. Preparation of primary amine-modified gold nanoparticles and their transfection ability into cultivated cells[J]. Chemical Communications,2004(17):1978-1979.

[77] Asadzadeh-Firouzabadi A,Zare H R. Application of cysteamine-

capped gold nanoparticles for early detection of lung cancer-specific miRNA (miR-25)in human blood plasma[J]. Analytical Methods,2017,9(25): 3852-3861.

[78] Su J,Zhou W,Xiang Y,et al. Target-induced charge reduction of aptamers for visual detection of lysozyme based on positively charged gold nanoparticles[J]. Chemical Communications,2013,49(69):7659-7661.

[79] Su R,Xu J,Luo Y,et al. Highly selective and sensitive visual detection of oxytetracycline based on aptamer binding-mediated the anti-aggregation of positively charged gold nanoparticles[J]. Materials Letters,2016,180:31-34.

[80] Zheng H,Li Y,Xu J,et al. Highly sensitive aptamer-based color-imetric detection of melamine in raw milk with cysteamine-stabilized gold nanoparticles[J]. Journal of Nanoscience and Nanotechnology,2017,17 (2):853-861.

[81] Guo J,Zhang Y,Luo Y,et al. Efficient fluorescence resonance energy transfer between oppositely charged CdTe quantum dots and gold nanoparticles for turn-on fluorescence detection of glyphosate[J]. Talanta, 2014,125:385-392.

[82] Ma Y,Jiang L,Mei Y,et al. Colorimetric sensing strategy for mercury(Ⅱ)and melamine utilizing cysteamine-modified gold nanoparticles[J]. Analyst,2013,138(18):5338-5343.

[83] Yuan Z,Hu C C,Chang H T,et al. Gold nanoparticles as sensitive optical probes[J]. Analyst,2016,141(5):1611-1626.

[84] Sperling R A,Parak W J. Surface modification,functionalization and bioconjugation of colloidal inorganic nanoparticles[J]. Philosophical Transactions of the Royal Society of London A:Mathematical,Physical and Engineering Sciences,2010,368(1915):1333-1383.

[85] Beik J,Khademi S,Attaran N,et al. A nanotechnology-based strategy to increase the efficiency of cancer diagnosis and therapy:folate-conjugated gold nanoparticles[J]. Current Medicinal Chemistry,2017,24 (39):4399-4416.

[86] Katz E,Willner I. Integrated nanoparticle-biomolecule hybrid systems:synthesis, properties, and applications[J]. Angewandte Chemie International Edition,2004,43(45):6042-6108.

[87] Park D H,Lee J S. Functionalized nanoparticle probes for protein detection[J]. Electronic Materials Letters,2015,11(3):336-345.

［88］Wang Z，Ma L. Gold nanoparticle probes［J］. Coordination Chemistry Reviews，2009，253(11-12)：1607-1618.

［89］Jazayeri M H，Amani H，Pourfatollah A A，et al. Various methods of gold nanoparticles(GNPs)conjugation to antibodies［J］. Sensing and Biosensing Research，2016，9：17-22.

［90］Zeng H，Agyapong D A Y，Li C，et al. A carcinoembryonic antigen optoelectronic immunosensor based on thiol-derivative-nanogold labeled anti-CEA antibody nanomaterial and gold modified ITO［J］. Sensors and Actuators B：Chemical，2015，221：22-27.

［91］Kim D J，Lee N E，Park J S，et al. Organic electrochemical transistor based immunosensor for prostate specific antigen(PSA)detection using gold nanoparticles for signal amplification［J］. Biosensors and Bioelectronics，2010，25(11)：2477-2482.

［92］Li R，Feng F，Chen Z Z，et al. Sensitive detection of carcinoembryonic antigen using surface plasmon resonance biosensor with gold nanoparticles signal amplification［J］. Talanta，2015，140：143-149.

［93］Liu J，Cao Z，Lu Y. Functional nucleic acid sensors［J］. Chemical Reviews，2009，109(5)：1948-1998.

［94］Tuerk C，Gold L. Systematic evolution of ligands by exponential enrichment：RNA ligands to bacteriophage T4 DNA polymerase［J］. Science，1990，249(4968)：505-510.

［95］Famulok M，Hartig J S，Mayer G. Functional aptamers and aptazymes in biotechnology，diagnostics，and therapy［J］. Chemical Reviews，2007，107(9)：3715-3743.

［96］Phillips J A，Xu Y，Xia Z，et al. Enrichment of cancer cells using aptamers immobilized on a microfluidic channel［J］. Analytical Chemistry，2008，81(3)：1033-1039.

［97］Wang J，Meng W，Zheng X，et al. Combination of aptamer with gold nanoparticles for electrochemical signal amplification：application to sensitive detection of platelet-derived growth factor［J］. Biosensors and Bioelectronics，2009，24(6)：1598-1602.

［98］Medley C D，Smith J E，Tang Z，et al. Gold nanoparticle-based colorimetric assay for the direct detection of cancerous cells［J］. Analytical Chemistry，2008，80(4)：1067-1072.

［99］Zhu Y，Chandra P，Shim Y B. Ultrasensitive and selective electrochemical diagnosis of breast cancer based on a hydrazine-Au nanoparticle-aptamer bioconjugate [J]. Analytical Chemistry, 2012, 85 (2): 1058-1064.

[100] Penon O, Marín M J, Russell D A, et al. Water soluble, multifunctional antibody-porphyrin gold nanoparticles for targeted photodynamic therapy [J]. Journal of Colloid and Interface Science, 2017, 496: 100-110.

[101] Lee K Y J, Wang Y, Nie S. In vitro study of a pH-sensitive multifunctional doxorubicin-gold nanoparticle system: therapeutic effect and surface enhanced Raman scattering [J]. RSC Advances, 2015, 5(81): 65651-65659.

[102] Hou L, Wu X, Chen G, et al. HCR-stimulated formation of DNAzyme concatamers on gold nanoparticle for ultrasensitive impedimetric immunoassay [J]. Biosensors and Bioelectronics, 2015, 68: 487-493.

[103] Lu W, Arumugam S R, Senapati D, et al. Multifunctional oval-shaped gold-nanoparticle-based selective detection of breast cancer cells using simple colorimetric and highly sensitive two-photon scattering assay [J]. ACS Nano, 2010, 4(3): 1739-1749.

[104] Stoeva S I, Lee J S, Smith J E, et al. Multiplexed detection of protein cancer markers with biobarcoded nanoparticle probes [J]. Journal of the American Chemical Society, 2006, 128(26): 8378-8379.

[105] Chen X, Esteévez M C, Zhu Z, et al. Using aptamer-conjugated fluorescence resonance energy transfer nanoparticles for multiplexed cancer cell monitoring [J]. Analytical Chemistry, 2009, 81(16): 7009-7014.

[106] Stanton S G, Pecora R, Hudson B S. Resonance enhanced dynamic Rayleigh scattering [J]. The Journal of Chemical Physics, 1981, 75 (12): 5615-5626.

[107] Pasternack R F, Bustamante C, Collings P J, et al. Porphyrin assemblies on DNA as studied by a resonance light-scattering technique [J]. Journal of the American Chemical Society, 1993, 115(13): 5393-5399.

[108] Perel R L. Molecular theory for resonant Rayleigh scattering [J]. Journal of the Optical Society of America, 1980, 70(9): 1112-1115.

[109] Anglister J, Steinberg I Z. Measurement of the depolarization ratio of Rayleigh scattering at absorption bands [J]. The Journal of Chemical Physics, 1981, 74(2): 786-791.

[110] El Kurdi R,Patra D. Tuning the surface of Au nanoparticles using poly(ethylene glycol)-block-poly(propylene glycol)-block-poly(ethylene glycol):enzyme free and label free sugar sensing in serum samples using resonance Rayleigh scattering spectroscopy[J]. Physical Chemistry Chemical Physics,2018,20(14):9616-9629.

[111] Qiao M,Li C,Shi Y,et al. Study on interactions of aminoglycoside antibiotics with calf thymus DNA and determination of calf thymus DNA via the resonance Rayleigh scattering technique[J]. Luminescence,2015,30(7):1159-1166.

[112] Qiao M,Wang Y,Liu S,et al. A rapid and sensitive resonance Rayleigh scattering spectra method for the determination of quinolones in human urine and pharmaceutical preparation[J]. Luminescence,2015,30(2):207-215.

[113] Li S,Peng J,Chen F,et al. High performance liquid chromatography associated with resonance Rayleigh scattering for synchronous determination of three antihistamines and mechanism study[J]. Luminescence,2018,33(7):1171-1179.

[114] Ngernpimai S,Matulakun P,Teerasong S,et al. Gold nanorods enhanced resonance Rayleigh scattering for detection of Hg^{2+} by in-situ mixing with single-stranded DNA[J]. Sensors and Actuators B:Chemical,2018,255:836-842.

[115] Hernández Y,Coello Y,Fratila R M,et al. Highly sensitive ratiometric quantification of cyanide in water with gold nanoparticles via Resonance Rayleigh Scattering[J]. Talanta,2017,167:51-58.

[116] Ma C,Zhang W,Su Z,et al. Resonance Rayleigh scattering method for the determination of chitosan using erythrosine B as a probe and PVA as sensitization[J]. Food Chemistry,2018,239:126-131.

[117] Wen G,Zhang X,Li Y,et al. Highly sensitive determination of antimony in food by resonance Rayleigh scattering-energy transfer between grapheme oxide and I^{3-}[J]. Food Chemistry,2017,214:25-31.

[118] Shi Y,Luo H Q,Li N B. Determination of the critical premicelle concentration,first critical micelle concentration and second critical micelle concentration of surfactants by resonance Rayleigh scattering method without any probe[J]. Spectrochimica Acta Part A:Molecular and Biomolecular Spectroscopy,2011,78(5):1403-1407.

［119］ Li N,Luo H,Liu S. A new method for the determination of the critical micelle concentration of Triton X-100 in the absence and presence of β-cyclodextrin by resonance Rayleigh scattering technology［J］. Spectrochimica Acta Part A：Molecular and Biomolecular Spectroscopy,2004,60 (8-9)：1811-1815.

［120］ Yguerabide J,Yguerabide E E,Bee G,et al. Resonance light-scattering particles for ultra-sensitive detection of nucleic acids on microarrays［J］. Nature Genetics,1999,23(3s)：67.

［121］ Tang M,Wen G,Luo Y,et al. A simple resonance Rayleigh scattering method for determination of trace CA125 using immuno-AuRu nanoalloy as probe via ultrasonic irradiation［J］. Spectrochimica Acta Part A：Molecular and Biomolecular Spectroscopy,2015,135：1032-1038.

［122］ Chen Z,Lei Y,Chen X,et al. An aptamer based resonance light scattering assay of prostate specific antigen［J］. Biosensors and Bioelectronics,2012,36(1)：35-40.

［123］ Chen Z,Lei Y,Gao W,et al. Detection of vascular endothelial growth factor based on gold nanoparticles and immunoreaction using resonance light scattering［J］. Plasmonics,2013,8(2)：605-611.

［124］ Li A,Liu H,Ouyang P,et al. A sensitive probe for detecting intracellular reactive oxygen species via glutathione-mediated nanoaggregates to enhance Resonance Rayleigh scattering signals［J］. Sensors and Actuators B：Chemical,2017,246：190-196.

第 2 章 基于抗体修饰金纳米探针的 EGFR 共振瑞利散射光谱检测

2.1 引言

癌症是导致人类死亡的主要疾病,是公众健康的重大威胁[1]。对于多数癌症来说,早期诊断和靶向治疗被认为是提高患者生存率的有效途径[2]。近年来的研究表明,EGFR 是许多癌症的有效诊断及治疗靶点[3-4]。

作为跨膜受体酪氨酸激酶,EGFR 在信号通路中发挥着重要作用,可以促进多种致癌过程,调节细胞增殖、血管生成和肿瘤转移以及保护细胞免于凋亡[5]。EGFR 在许多类型的癌症中都存在过度表达现象[6],是较为可靠的肿瘤标志物。EGFR 的过度表达通常意味着肿瘤转移的可能性增加、疾病的五年复发率升高及预后不良[7]。因此,监测 EGFR 的表达对于疾病病程的个体化预测、疾病治疗新方法的开发及针对该受体的靶向治疗都至关重要[8]。

目前常用的 EGFR 检测技术包括酶联免疫吸附法(ELISA)[9]、蛋白质印迹法(WB)[10]和免疫组织化学法(ICH)[11]等。然而,这些方法大多操作步骤繁琐,并需要发色团、荧光团或酶标记,要由经过专门培训的人员进行操作,且分析时间长[12]。另外,这些方法中有一些并不是严格定量的,并且容易产生观察者间的评分误差[13]。

近年来,研究者开发了一些新的 EGFR 检测方法,如电化学法[14]、微流体免疫传感器[15]、表面等离子共振散射[16]、石英晶体微量天平[17]和氧化锌薄膜晶体管免疫传感器[18]等。然而,由于线性范围窄、灵敏度低,特别是实验装置复杂,设备成本高,上述方法的实际应用受到限制[19]。

金纳米粒子(AuNPs)由于具有潜在的非细胞毒性、良好的生物相容性,被广泛应用于生物医学领域,包括生物传感器、化学检测和细胞成像等[20-22]。为了增加 AuNPs 识别分析目标的特异性,通常采用不同的配体修饰 AuNPs 的表面[23]。与其他配体相比,抗体(Ab)由于具有高特异性和亲和力,被认为是一种有效的 AuNPs 功能化分子[24]。

共振瑞利散射光谱法(RRS)可以在普通的荧光分光光度计上完成测定,具有灵敏、快速和简单的特点[25]。当与合适的生物标志物结合时,抗体功能化的 AuNPs 可以作为 RRS 检测的探针。例如,基于抗转铁蛋白抗体修饰的 AuNPs 探针,Cai 等[26]开发了一种检测转铁蛋白的 RRS 方法;Lu 等[27]通过抗体-AuNPs 标记,开发了一种甲胎蛋白的 RRS 夹心免疫测定方法;Wu 等[28]报道了一种用 α-叶酸受体抗体修饰 AuNPs,测定 α-叶酸受体的 RRS 方法。

西妥昔单抗(Cetuximab,C225)是人源化抗 EGFR 抗体,能特异性地结合人 EGFR 蛋白的细胞外结构域。C225 修饰的 AuNPs 已被应用于 EGFR 高表达癌症的成像和靶向治疗领域[29]。然而,目前没有发现使用 C225 修饰 AuNPs 作为定量测定探针检测 EGFR 的 RRS 研究报道。

本章利用 C225 抗体功能化的 AuNPs 对 EGFR 蛋白的靶向识别作用,实现了 Ab-AuNPs 探针与 EGFR 的选择性结合,结合生成的缔合物能导致 RRS 信号的增强,基于此,开发了用于检测 EGFR 的 RRS 方法。该方法应用于检测食管鳞状细胞癌(Eca109)细胞裂解液和人血清中的 EGFR 含量,结果令人满意。

2.2 实验部分

2.2.1 实验试剂与仪器

实验试剂列于表 2-1。

表 2-1 实验试剂

试剂名称	分子式	规格	生产厂家
氯金酸	$HAuCl_4 \cdot 3H_2O$	分析纯	国药集团化学试剂有限公司
半胱胺盐酸盐	$C_2H_7NS \cdot HCl$	分析纯	阿拉丁试剂(上海)有限公司
硼氢化钠	$NaBH_4$	分析纯	阿拉丁试剂(上海)有限公司
1-乙基-(3-二甲基氨基丙基)碳二亚胺盐酸盐	$C_8H_{17}N_3 \cdot HCl$	分析纯	阿拉丁试剂(上海)有限公司

续表

试剂名称	分子式	规格	生产厂家
N-羟基硫代琥珀酰亚胺钠盐	$C_4H_4NNaO_6S$	分析纯	阿拉丁试剂（上海）有限公司
抗人 IgG 抗体	—	—	西格玛奥德里奇（上海）贸易有限公司（Sigma-Aldrich）
重组人 EGFR 蛋白（Fc 嵌合体）	—	—	艾博抗（上海）贸易有限公司（Abcam）
牛血清蛋白（BSA）	—	—	Sigma-Aldrich
血管内皮生长因子（VEGF）	—	—	Sigma-Aldrich
人血清蛋白（HSA）	—	—	Sigma-Aldrich
RPMI-1640 培养基	—	—	Sigma-Aldrich
胎牛血清	—	—	赛默飞（Thermo Fisher，Gibco）
胰酶细胞消化液	—	—	Sigma-Aldrich
哺乳动物细胞总蛋白抽提试剂	—	—	Thermo Fisher
SDS-PAGE 凝胶配制试剂盒	—	—	碧云天
BCA 蛋白浓度测定试剂盒	—	—	Abcam
人 EGFR ELISA 试剂盒	—	—	Abcam

实验仪器列于表 2-2。

表 2-2　实验仪器

设备名称	型号	生产厂家
荧光分光光度计	F-4600	日本日立（Hitachi）
紫外可见分光光度计	TU-1901	北京普析通用
傅里叶变换红外光谱仪	TENSOR27	德国布鲁克（Bruker）
透射电子显微镜	JEM-1011	日本电子（JEOL）公司

续表

设备名称	型号	生产厂家
超纯水机	Mini-PROTEAN	美国伯乐（Bio-Rad）
凝胶成像系统	Amersham™ Imager 600	美国通用 （GE Healthcare Biosciences）
高速离心机	H1650-W/H1650W	湘仪
低速离心机	TL80-2	常州德杜精密仪器有限公司
CO₂ 培养箱	Forma 3111	Thermo Scientific
显微镜	IX71	奥林巴斯（Olympus）
超净工作台	1300 A2	Thermo Scientific

2.2.2 测定原理

测定原理如图 2-1 所示。首先，在半胱胺（Cysteamine，Cys）存在下，用硼氢化钠（$NaBH_4$）还原氯金酸（$HAuCl_4$）制备半胱胺稳定的 AuNPs（Cys-AuNPs）。其次，C225 通过碳二酰亚胺（EDC）介导的酰胺化反应与 Cys-AuNPs 实现共价连接，得到 C225-AuNPs 免疫探针[图 2-1(a)]。

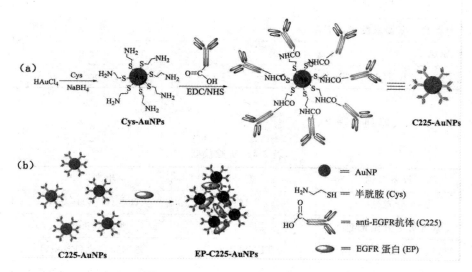

图 2-1 RRS 法检测 EGFR 的示意图

制备得到的 C225-AuNPs 探针为均匀悬浮液，呈现酒红色，且 RRS 信号非常微弱。由于 C225 可与 EGFR 特异性结合，当向探针溶液中加入 EGFR 蛋白(EP)时，探针与 EP 发生聚集，悬浮液的颜色变为紫蓝色[图 2-1(b)]。同时，由于 EP-C225-AuNPs 缔合物的形成，体系 RRS 强度显著增强。而且，随着 EP 浓度的增加，RRS 强度也相应增加。据此建立了一种高选择性且简便、灵敏的 EGFR 检测方法。

2.2.3　Cys-AuNPs 的合成

在文献[30]基础上稍加改进合成半胱胺稳定的金纳米颗粒(Cys-AuNPs)。具体为：将 40.0 mL 浓度为 1.4 mM 的 $HAuCl_4$ 溶液与 400.0 μL 浓度为 0.213 M 的半胱胺溶液混合，在室温下避光搅拌 20 min。随后加入 10.0 μL 新制备的浓度为 10.0 mM 的 $NaBH_4$ 溶液，将反应物再搅拌 30 min，得到酒红色溶液即为 Cys-AuNPs。将 Cys-AuNPs 储存在冰箱(4 ℃)中以供下一步使用。实验中所用溶液，若无特别说明均为水溶液。

2.2.4　C225 修饰 Cys-AuNPs

在文献方法[31]基础上加以改进，将 C225 修饰到 Cys-AuNPs 表面上。取 Cys-AuNPs 溶液 10.0 mL，与 100.0 μL 浓度为 5.0 mg·mL^{-1} 的 C225 溶液混合。随后向混合物中加入 1.0 mL 浓度为 0.2 M EDC 溶液和 2.0 mL 浓度为 0.2 M NHS 溶液以活化抗体的羧基。将混合物在室温下搅拌 1 h，活化的羧基与存在于 Cys-AuNPs 表面上的氨基反应形成酰胺键，即可得到抗体修饰的金纳米颗粒(C225-AuNPs)。通过离心(室温下，12 000 r·min^{-1}，20 min)收集 C225-AuNPs，洗涤沉淀并重新分散在磷酸盐缓冲液(PBS，pH7.4)中，4 ℃冰箱中保存备用。

使用相同方法，将 Cys-AuNPs 与非特异性抗体蛋白 IgG 连接，作为阴性对照探针(IgG-AuNPs)。

2.2.5　十二烷基硫酸钠-聚丙烯酰胺凝胶电泳(SDS-PAGE)

将 C225-AuNPs 探针与 C225 样品一起上样至 12% PAGE 凝胶中，电泳，并用考马斯蓝染色，用 Amersham Imager 600 凝胶成像系统扫描凝胶。

2.2.6 细胞培养和细胞裂解液的制备

人食管癌细胞(Eca109)购自北京协和医学院细胞资源中心(中国北京)。细胞培养于 RPMI 1640 培养基中,培养基含 10% 胎牛血清,100 $\mu g \cdot mL^{-1}$ 链霉素和 100 $U \cdot mL^{-1}$ 青霉素,在 37 ℃、5% CO_2 细胞培养箱中培养。

当细胞密度达到 80% 时,根据使用说明,使用适当体积的哺乳动物蛋白质提取试剂裂解 Eca109 细胞。基本步骤为:从细胞培养瓶中小心倾去培养液,用预冷的 PBS 清洗贴壁细胞 2 次,小心倾去 PBS。细胞瓶中加入预冷的蛋白质抽提试剂,在冰上用枪头吹打贴壁细胞,将裂解液转移至离心管中,冰上孵育 20 min,让细胞充分裂解。裂解液于预冷的离心机中 12 000 $r \cdot min^{-1}$ 离心 5 min。弃去沉淀,上清液立刻转移入新的离心管中用于 RRS 分析。

2.2.7 RRS 测定

将 1.0 mL 的 C225-AuNPs 溶液置于 10 mL 比色管中,然后分别加入不同体积的浓度为 10.0 $\mu g \cdot mL^{-1}$ 的重组人 EGFR 蛋白溶液,15 min 后,将混合物用 PBS(pH 7.4)溶液稀释至刻度并充分混合。在荧光分光光度计上于 $\lambda_{em} = \lambda_{ex}(\Delta\lambda = 0 \text{ nm})$ 进行同步扫描,记录体系的 RRS 光谱,测量缔合物的 RRS 强度(I_{RRS})和试剂空白在其最大波长(λ_{max})处的 I_{RRS}^0,$\Delta I_{RRS} = I_{RRS} - I_{RRS}^0$。

2.3 结果与讨论

2.3.1 C225-AuNPs 探针的表征

从紫外可见吸收光谱[图 2-2(a),曲线 1]可以看到,制备得到的 Cys-AuNPs 在 528 nm 处出现吸收峰,与文献报道[32]相一致。透射电子显微镜(TEM)结果表明,Cys-AuNPs 呈现均匀球形并且分散良好,平均直径为 34.0±4.79 nm[图 2-2(d)]。

根据文献报道[33],34 nm 球形 AuNPs 的摩尔吸光系数(ε)约为 6.06× 10^9 $M^{-1} \cdot cm^{-1}$,根据朗伯-比尔(Lambert-Beer)定律,可以计算出 Cys-

AuNPs 的浓度约为 0.12 nM：

$$c_{Cys-AuNPs} = \frac{A}{sb} = \frac{0.727}{6.06 \times 10^9} = 0.12 \times 10^{-9} \ M$$

式中，A 为 Cys-AuNPs 的吸光度值[见图 2-2(a)，曲线 1，$A = 0.727$]。

采用相同的方法，可以计算出 C225-AuNPs 探针的浓度约为 0.096 nM：

$$c_{C225-AuNPs} = \frac{A}{sb} = \frac{0.582}{6.06 \times 10^9} = 0.096 \times 10^{-9} \ M$$

式中，A 为 C225-AuNPs 的吸光度值[见图 2-2(a)，曲线 2，$A = 0.582$]。
C225-AuNPs 探针的浓度较 Cys-AuNPs 浓度下降的原因主要是修饰过程中离心分离导致的金纳米粒子损失。

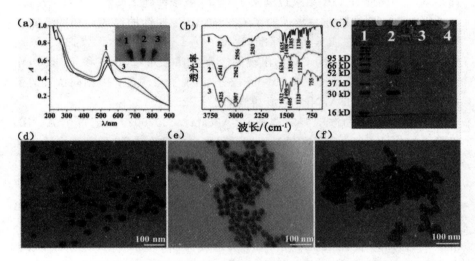

图 2-2　C225-AuNPs 探针的表征(a)吸收光谱(1)Cys-AuNPs,(2)C225-AuNPs,
(3)EP-C225-AuNPs. Cys-AuNPs:0.12 nM;C225-AuNPs:0.096 nM;
EP:130.0 ng·mL^{-1}.(b)红外光谱(1)Cys,(2)Cys-AuNPs,
(3)C225-AuNPs.(c)SDS-PAGE 照片 1:分子量标准;2:C225;3:
C225-AuNPs;4:Cys-AuNPs.(d)Cys-AuNPs 透射电镜图;
(e)C225-AuNPs 透射电镜图;(f)EP-C225-AuNPs 透射电镜图

C225 修饰 Cys-AuNPs 导致吸收光谱的最大吸收峰从 528 nm 红移至 532 nm[图 2-2(a)，曲线 2]。红移可能是由粒子间距离缩小后的近场耦合效应所导致[32]。TEM 图也显示 C225-AuNPs 的粒子间距[图 2-2(e)]的确小于 Cys-AuNPs 的粒子间距，探针粒子的平均粒径为 34.1±4.35 nm[图 2-2(d)]，但体系没有发生明显的聚集，悬浮液的颜色仍为酒红色[图 2-2(a)，插图照片中的离心管 1 和 2]。然而，EP 的加入引起了吸收光谱的显著改变:最大吸收峰红移约 30 nm,且峰形变宽,在 $700\sim850$ nm 处呈现出无特征吸收[图 2-2(a),曲线 3]。上述光谱变化说明,由于 EP 与 C225 之间发生的抗体-抗原免疫识别,C225-AuNPs 探针与 EP 发生了聚集[34]。由 EP-C225-AuNPs 的 TEM 图[图 2-2(f)]可以看到测定体系发生明显聚集,且溶液颜色从酒红色变为蓝紫色[图 2-2(a),插图照片中的离心管 3]。

傅里叶变换红外光谱(FT-IR)如图 2-2(b)所示。在 Cys-AuNPs 红外图中,归属于 S-H 伸缩振动的 2503 cm^{-1} 特征吸收峰消失,表明 Cys 通过 Au—S 键与 AuNPs 连接[图 2-2(b),曲线 1 和 2][35]。C225-AuNPs 红外谱图中 1632 cm^{-1} 处的吸收峰归属于 C225 蛋白中氨基酸的 N—H 弯曲振动,而 1405 cm^{-1} 处的吸收峰归属于肽键中酰胺 C—N 的伸缩振动[图 2-2(b),曲线 3][36],因此,FTIR 结果也证实了 C225 被修饰到了 Cys-AuNPs 表面。

SDS-PAGE 结果进一步证明了 C225-AuNPs 探针的形成。如图 2-2(c)所示,泳道 1 是蛋白质分子量标准;泳道 4 为 Cys-AuNPs,无蛋白质条带,作为阴性对照;泳道 2 为 C225,出现两个蛋白质条带(26 kD 和 51 kD),作为阳性对照;泳道 3 为 C225-AuNPs 探针,出现了与泳道 2 中相同位置的蛋白质条带,表明 Cys-AuNPs 上成功修饰了 C225。

采用 BCA 蛋白浓度测定试剂盒(Abcam,ab207002)测定每个 AuNPs 微粒上连接的 C225 分子数量。根据说明书中的操作步骤,配制蛋白质标准品溶液和 BCA 工作液。在 562 nm 处测定标准系列、样品溶液(C225-AuNPs)及空白对照溶液(Cys-AuNPs)的吸光度值。以蛋白质标准品浓度为横坐标,吸光度值为纵坐标绘制标准曲线。C225 的吸光度值由样品溶液吸光度值减去空白对照溶液吸光度值得到。根据标准曲线得到 C225-AuNPs 溶液中的 C225 抗体浓度。用 C225 的浓度除以 AuNPs 的浓度得到每个 AuNPs 上的 C225 的数量。结果表明,大约有 174 个 C225 分子与一个 AuNPs 结合。

上述表征结果表明,试验成功制备出了 C225-AuNPs 探针,且探针可以与 EP 发生特异性结合。

2.3.2　RRS 光谱

在测定条件下,当 Cys-AuNPs、C225 和 EP 单独存在时,各自的 RRS 信号很微弱[图 2-3(a)]。EP-Cys-AuNPs、C225-AuNPs 及 C225-EP 的 RRS 强度也很弱。然而,当 C225-AuNPs 探针与 EP 结合时,EP-C225-AuNPs 缔合体系的 RRS 强度则显著增强。最大 RRS 峰位于 312 nm 处,而且 RRS 强度的增加与 EP 的浓度成正比[图 2-3(b)]。因此,该方法可以用于 EP 的定量测定。

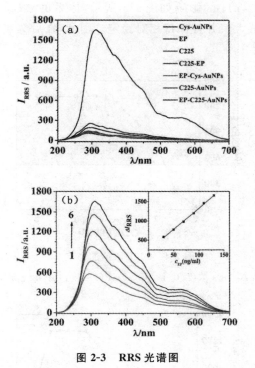

图 2-3　RRS 光谱图

(a)测定体系；(b)1～6：EP-C225-AuNPs，
EP 浓度分别为：30、50、70、90、110、130 ng・mL^{-1}

2.3.3　测定条件的优化

1. C225 浓度

C225 浓度对测定的影响如图 2-4 所示。体系的 RRS 强度(ΔI_{RRS})随着 C225 浓度从 0.0 mg・mL^{-1}增加到 5.0 mg・mL^{-1}而增大，当 C225 浓度超过 5.0 mg・mL^{-1}后，ΔI_{RRS}保持不变。这可能是由于 AuNPs 表面被 C225 饱和所致。因此，在后续实验中使用 5.0 mg・mL^{-1} C225。

2. pH 的影响

C225-AuNPs 和 EGFR 的免疫识别反应涉及电荷变化，因此预计 pH 值会影响缔合反应。本试验采用 PBS 用作反应介质，由于 C225 和 EGFR

都属于蛋白质,较低或较高 pH 会导致其立体结构及表面电荷的变化,影响缔合反应的进行。pH 的影响如图 2-5 所示,体系的 ΔI_{RRS} 在 7.2～7.6 的 pH 范围内达到最大值并且保持相对稳定。因此,在后续实验中,将 pH 7.4 的 PBS 作为反应介质。

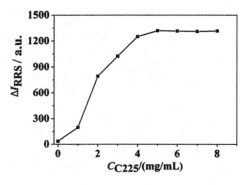

图 2-4 C225 浓度的影响

Cys-AuNPs 浓度:0.12 nM,EGFR 浓度:100 ng·mL^{-1}

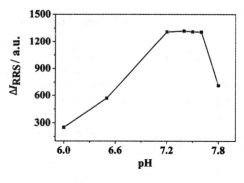

图 2-5 pH 的影响

EGFR 浓度:100 ng·mL^{-1},反应温度:15～25 ℃,反应时间:15 min

3. C225-AuNPs 的用量

根据实验结果,当 C225-AuNPs 加入量为 1.0 mL 时,ΔI_{RRS} 达到最大(图 2-6)。探针浓度低,反应不完全,散射强度低。探针过量时,高浓度探针的 RRS 强度增加导致试剂空白增大,体系 ΔI_{RRS} 降低。因此,在试验中选择 1.0 mL 作为合适的探针加入量。

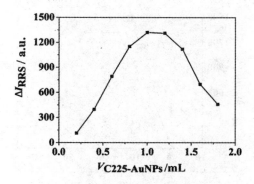

图 2-6　C225-AuNPs 用量的影响

EGFR 浓度:100 ng・mL^{-1},反应温度:15～25 ℃,反应时间:15 min,pH7.4

4. 反应时间

如图 2-7 所示,反应开始后 ΔI_{RRS} 逐渐增大,并在 15 min 后达到最大。当反应时间大于 20 min 后,ΔI_{RRS} 开始明显降低,这可能与探针的非特异性吸附及缔合产物解离有关。因此,选择 15 min 作为最佳反应时间。

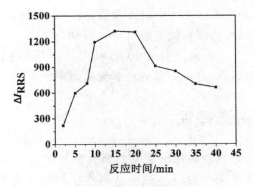

图 2-7　反应时间的影响

EGFR 浓度:100 ng・mL^{-1},反应温度:15～25 ℃,pH7.4

5. 反应温度的影响

如图 2-8 所示,ΔI_{RRS} 随着反应温度的升高而增加。在 15～25 ℃ 范围内达到最大,且保持稳定。当温度高于 25 ℃ 时,ΔI_{RRS} 显著降低。虽然化学反应的速度通常随温度升高而增加,但免疫识别反应涉及熵的减小 $\Delta S < 0$。因此,温度的升高将导致自由能增加,缔合产物稳定性降低。因此,适宜的反应温度为 15～25 ℃。

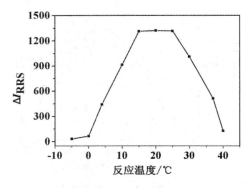

图 2-8　反应温度的影响

EGFR 浓度：100 ng·mL^{-1}，反应时间：15 min，pH7.4

2.3.4　方法的灵敏度

如图 2-3（b）所示，在优化的反应条件下，使用不同浓度的 EP 与 C225-AuNPs 探针反应，并分别测定 RRS 强度（ΔI）。以 EP 浓度（c）为横坐标，ΔI 为纵坐标绘制标准曲线。线性回归方程为 $\Delta I = 10.96c + 230.7$（相关性系数 $R^2 = 0.9991$），线性范围和检出限（LOD）分别为 30.0～130.0 ng·mL^{-1} 和 4.0 ng·mL^{-1}。LOD 通过公式 LOD $= 3S_b/m$ 计算得到，其中 S_b 是试剂空白的标准偏差（$n = 11$），m 是标准曲线的斜率。

2.3.5　方法的选择性

非特异性结合是蛋白质检测面临的最大挑战之一，可能导致背景信号增强并因此降低测定灵敏度。本试验选择在生物体系中可能与 EGFR 共存的一些干扰蛋白，如牛血清白蛋白（BSA）、人血清白蛋白（HSA）和血管内皮生长因子（VEGF）考察所制备的 C225-AuNPs 探针的选择性。如图 2-9 所示，只有 EGFR 表现出显著的 RRS 信号增强，其他干扰蛋白的散射强度与试剂空白（不含任何蛋白质）的散射强度相差不大。此外，将不同的蛋白质与 EGFR 混合进行测定，EGFR 的 RRS 强度没有出现明显改变。

此外，作为阴性对照，用与制备 C225-AuNPs 类似的方法制备非特异性 IgG 修饰的金纳米颗粒（IgG-AuNPs）作为阴性对照探针。按照 2.2.7 节所述方法，将 IgG-AuNPs 分别与 EGFR、BSA、HSA 和 VEGF 混合，测定其 RRS 光谱。图 2-9 表明，IgG-AuNPs 探针与上述蛋白结合都不能引起

RRS 信号的显著增加。试验结果表明,建立的基于 C225-AuNPs 探针的 RRS 测定法对 EGFR 具有高度特异性。

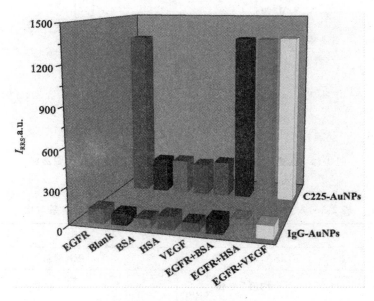

图 2-9　蛋白质干扰实验

EGFR 浓度:100.0 ng·mL^{-1},BSA 浓度:1.0 mg·mL^{-1},

HAS 浓度:1.0 mg·mL^{-1},VEGF 浓度:1.0 μg·mL^{-1}

2.3.6　样品分析

1. 人血清中 EGFR 含量的测定

向 EGFR 含量极低(<2.0 ng·mL^{-1})的健康人血清样品中加入不同体积已知浓度的 EGFR 来制备标准溶液。然后根据 2.2.7 节所述方法分析血清样品。结果如图 2-10 所示,随着 EGFR 浓度的增加,RRS 强度逐渐增加,RRS 强度与 EP 浓度之间呈线性相关。回归方程为 $\Delta I = 11.32c + 185.4$,相关性系数为 0.9985。线性范围和 LOD 分别为 40.0~120.0 ng·mL^{-1} 和 6.0 ng·mL^{-1}。

为了验证 RRS 方法的有效性和可靠性,将 5 份血清样本中 EGFR 浓度的 RRS 测定结果,与使用 ELISA 试剂盒(ab193764,Abcam,按照产品说明书提供的方法进行测定)得到的结果进行对照,发现两种方法的测定结果具有良好的一致性(表 2-3),说明 RRS 法可以用于人血清样本中 EGFR 的测定。

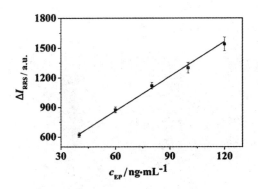

图 2-10　人血清样本中 EGFR 含量的 RRS 测定线性回归曲线
（误差线显示三次平行测定的标准偏差）

表 2-3　人血清中 EGFR 含量的 RRS 与 ELISA 测定结果对比

样品	方法					
	ELISA			RRS		
	测定结果	均值*±标准偏差（ng·mL^{-1}）	RSD %	测定结果	均值±标准偏差（ng·mL^{-1}）	RSD %
1	51.7,54.3,52.9,53.9,54.7	53.6±1.2	2.2	50.9,54.3,51.5,52.6,54.7	52.9±1.7	3.2
2	107.9,102.3,105.2,106.7,104.2	105.3±2.1	2.0	108.9,104.3,106.4,103.6,108.6	106.2±2.4	2.2
3	79.1,77.1,76.3,80.6,78.3	78.2±1.7	2.1	76.3,78.6,79.4,78.3,76.9	77.9±1.3	1.6
4	67.3,72.0,69.3,67.9,68.9	69.1±1.8	2.6	72.0,72.1,68.7,67.6,70.6	70.2±2.0	2.8
5	89.7,87.3,89.0,87.1,88.3	88.3±1.1	1.2	85.6,85.3,82.2,84.9,82.7	84.1±1.5	1.8

＊5 次平行测定的平均值（$n=5$）

2. 细胞裂解物中 EGFR 含量的测定

将 EGFR 过度表达的食管癌细胞 Eca109 作为模型细胞。通过加标回收实验测定细胞裂解物中的 EGFR 含量。按照 2.2.6 节所述方法制备细胞裂解液,稀释细胞裂解液以减小基质效应,然后加入浓度范围为 40.0～

100.0 ng・mL^{-1} 的 EGFR。按照 2.2.7 节所述方法进行测定。结果如表 2-4 所示,相对标准偏差(RSD)在 2.5%～3.4%,回收率在 97.9%～106.2%,表明 RRS 方法可以用于细胞裂解物样品中 EGFR 的检测。

表 2-4　Eca109 细胞裂解物的加标回收实验结果($n=5$)

加标量 (ng・mL^{-1})	测得量 (ng・mL^{-1})	均值*±标准偏差(ng・mL^{-1})	RSD %	回收率 (%)
40.0	43.5,42.3,42.5,43.7,40.3	42.5±1.4	3.2	106.2
60.0	60.3,56.5,57.6,61.4,58.7	58.9±1.9	3.4	98.2
80.0	76.1,80.6,77.4,76.5,80.9	78.3±2.3	2.9	97.9
100.0	104.1,100.3,103.9,98.9,104.3	102.3±2.6	2.5	102.3

＊5 次平行测定的平均值($n=5$)

2.4　测定机理探讨

2.4.1　RRS 信号增强的原因

EP-C225-AuNPs 缔合产物的吸收光谱和 RRS 光谱的比较如图 2-11。可以看出,RRS 散射峰于吸收带中,因此散射可以与光吸收发生共振,从而产生共振增强的散射效应,这是 RRS 增强的主要原因[37]。

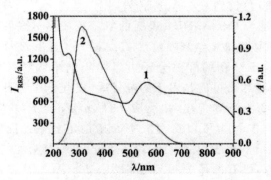

图 2-11　C225-AuNPs-EP 吸收光谱(1)和 RRS 光谱(2)的比较

C225-AuNPs 浓度:0.096 nM,EP 浓度:130 ng・mL^{-1}

C225-AuNPs 探针可以通过特异性识别与 EP 结合,使探针与 EP 发生聚集,导致缔合产物的体积增大,这在 RRS 强度的增加中起着重要作用。

由于表面电荷的影响,C225-AuNPs 探针和 EP 易溶于水,当发生免疫识别反应后,缔合产物的疏水性增加,并且可能形成缔合物与水介质之间的液-固界面,使得散射强度增加[38]。

2.4.2　C225 修饰前后 AuNPs 粒子间距离变化的原因

试验在半胱胺存在下,通过硼氢化钠还原氯金酸制备半胱胺稳定的 AuNPs(Cys-AuNPs)。由于半胱胺的 —NH₃⁺ 基团,使得到的 Cys-AuNPs 带正电荷,Cys-AuNPs 之间存在静电排斥,溶液得以均匀分散而不聚集[32]。测定得到 Cys-AuNPs 的 ζ 电位为 +42.9 mV。

抗体修饰后,由于 C225 的等电点约为 8.5[39],因此在反应条件(pH7.4)下,修饰在 AuNPs 表面的 C225 应带有净的正电荷,并产生正电荷离子壳层。同样,由于粒子之间的静电排斥,C225-AuNPs 也可以在溶液中保持均匀分散。然而,测定发现 C225-AuNPs 体系的 ζ 电位为 +38.6 mV,小于 Cys-AuNPs 的 ζ 电位。因此,较低的表面电荷密度导致粒子之间的排斥力下降,使得 C225-AuNPs 的粒子间距离小于 Cys-AuNPs 的粒子间距离。

2.4.3　C225-AuNPs 探针的稳定性

当储存在冰箱(4 ℃)中时,C225-AuNPs 探针可在 15 d 内保持稳定。

为了将 C225 修饰到 Cys-AuNPs 表面上,通过 EDC/NHS 交联反应使 C225 活化的羧基与 Cys-AuNPs、表面的氨基反应形成酰胺键。得到了通过共价连接的抗体修饰金纳米颗粒 C225-AuNPs(图 2-12)[40]。

与金纳米粒子结合的配体分子可以防止纳米颗粒的聚集。一般来说,颗粒之间的排斥力可能是由于静电排斥、空间排斥或表面上的水化层造成的[41]。如 2.4.2 节所述,在反应条件(pH7.4)下,由于颗粒之间的静电排斥,C225-AuNPs 可以在溶液中保持稳定分散。而吸收光谱的微弱变化[图 2-2(a)],也表明制得的 C225-AuNPs 探针为均匀分散而非聚集状态[39,42]。此外,已有的研究报道也指出 C225-AuNPs 具有足够的稳定性,可以满足蛋白质检测、肿瘤细胞成像、药物靶向传递和肿瘤细胞检测的实验需求[42,43]。

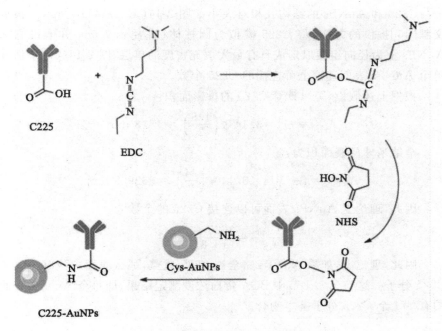

图 2-12　C225 与 Cys-AuNPs 的连接反应

2.4.4　单个 AuNPs 连接 C225 数目的理论模拟

通过检索蛋白质数据库（RCSB PDB），发现本研究中使用的 C225 的 PDB 登记号为 5icx[44]。根据 PDB 提供的晶体结构数据，用 Pymol 软件绘图并显示，如图 2-13 所示，软件测定的 C225 直径约为 48.7 Å（4.9 nm）。

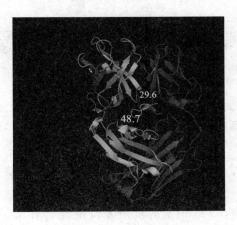

图 2-13　C225 的结构

C225 和 AuNPs 的结构及相对大小如图 2-14（a）、2-14（b）所示。根据文献[45]提供的方法，将 C225 模拟为圆柱体（直径 4.9 nm）并假设它在 AuNPs 上为径向组装以形成具有最大填充密度的单层[图 2-14（c）]来估计单个 AuNPs 表面理论上可连接的 C225 个数。

根据上述假设，可以计算 C225 的投影面积：

$$A_{C225} = \pi r^2 = 3.14 \times \left(\frac{4.9}{2}\right)^2 = 18.8 \text{ nm}^2$$

金纳米球的表面积为：

$$A_{AuNPs} = 4\pi r^2 = 4 \times 3.14 \times \left(\frac{34}{2}\right)^2 = 3629.8 \text{ nm}^2$$

因此，理论上 AuNPs 表面可以连接 C225 的个数为：

$$\frac{A_{AuNPs}}{A_{C225}} = \frac{3629.8}{18.8} = 193$$

因此，理论上，如果 AuNPs 完全被 C225 覆盖，那么表面应该有 193 个 C225 分子。这与 2.3.1 节中 BCA 蛋白浓度测定结果，即每个 AuNPs 表面约有 174 个 C225 分子基本吻合。

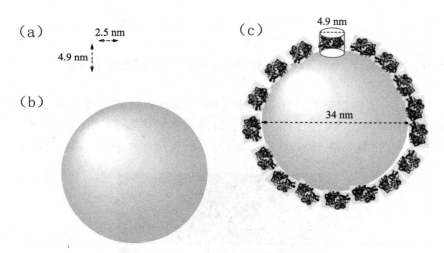

图 2-14　C225(a)和 AuNPs(b)的相对大小，(c)假设 C225 为圆柱体且它在 AuNPs 上为单层径向组装以实现最大填充密度

2.4.5　C225-AuNPs 探针与 EGFR 发生聚集的原因

现有研究表明，C225 识别的抗原表位覆盖 EGFR 蛋白细胞外结构域 domain III 部分的较大面积（图 2-15），包括一些关键功能的残基，如 F352、

D355、P387、Q384、Q408、H409、K443、K465、I467 和 S468[46−48]。图 2-15 中的表皮生长因子 EGF 是一种分子量为 6 kD 的多肽激素，可以与 EGFR 发生结合，是人体内自然存在的 EGFR 结合分子。Li 等[47] 的研究指出，只有当靶抗原具有一个以上的抗原表位，或者修饰于 AuNPs 上的抗体能够识别靶抗原上的多个表位时，才能建立基于聚集的分析。因此，本研究制备的 C225-AuNPs 探针中，某些探针上的抗体可能结合某一表位，而另一些探针上的抗体则结合其他表位，从而实现探针与蛋白的"交联"和聚集。

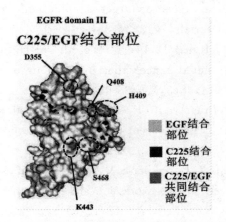

图 2-15　西妥昔单抗（C225）抗原表位与 EGF 结合位点的重叠[46]

西妥昔单抗抗原表位用蓝色表示，EGF 结合位点用黄色表示，重叠部分用绿色表示

　　与许多文献报道类似[49,50]，本书用于检测 EGFR 的 RRS 方法基于以下事实：C225-AuNPs 探针可通过抗体-抗原相互作用识别 EGFR 蛋白的不同表位；而 EGFR 蛋白有许多表面抗原可供 C225-AuNPs 特异性识别。因此，在测定条件下，探针可与 EGFR 蛋白结合产生聚集体，作为 RRS 的散射粒子。

2.5　本章小结

　　利用 C225 和 EGFR 之间的抗体-抗原免疫识别，借助 C225 功能化的金纳米粒子探针，开发了用于 EGFR 检测的 RRS 方法。该方法操作简便，选择性高，特异性强，分析时间短。将方法用于人血清样品和细胞裂解物中的 EGFR 检测，结果准确可靠。因此，所建立的 RRS 方法在临床实际样品检测方面具有应用价值。

参考文献

［1］ Kao H W,Lin Y Y,Chen C C,et al. Evaluation of EGFR-targeted radioimmuno-gold-nanoparticles as a theranostic agent in a tumor animal model［J］. Bioorganic & Medicinal Chemistry Letters,2013,23(11):3180-3185.

［2］ Ryu J H,Shin M,Kim S A,et al. In vivo fluorescence imaging for cancer diagnosis using receptor-targeted epidermal growth factor-based nanoprobe［J］. Biomaterials,2013,34(36):9149-9159.

［3］ Kwon K C,Ryu J H,Lee J H,et al. Proteinticle/gold core/shell nanoparticles for targeted cancer therapy without nanotoxicity［J］. Advanced Materials,2014,26(37):6436-6441.

［4］ Marega R,Prasetyanto E A,Michiels C,et al. Fast Targeting and Cancer Cell Uptake of Luminescent Antibody-Nanozeolite Bioconjugates［J］. Small,2016,12(39):5431-5441.

［5］ Wang J,Yu X,Boriskina S V,et al. Quantification of differential ErbB1 and ErbB2 cell surface expression and spatial nanoclustering through plasmon coupling［J］. Nano Letters,2012,12(6):3231-3237.

［6］ Shinozaki E,Yoshino T,Yamazaki K,et al. Clinical significance of BRAF non-V600E mutations on the therapeutic effects of anti-EGFR monoclonal antibody treatment in patients with pretreated metastatic colorectal cancer:the Biomarker Research for anti-EGFR monoclonal Antibodies by Comprehensive Cancer genomics(BREAC) study［J］. British Journal of Cancer,2017,117(10):1450-1458.

［7］ Aratani K,Komatsu S,Ichikawa D,et al. Overexpression of EGFR as an Independent Prognostic Factor in Adenocarcinoma of the Esophagogastric Junction［J］. Anticancer Research,2017,37(6):3129-3135.

［8］ Wang M C,Wang C L,Chen T L,et al. Predicting outcomes of EGFR-targeted therapy in non-small cell lung cancer patients using pleural effusions samples and peptide nucleic acid probe assay［J］. Clinical Chemistry and Laboratory Medicine,2017,55(12):1979-1986.

［9］ Pfeiffer P,Nexø E,Bentzen S M,et al. Enzyme-linked immunosorbent assay of epidermal growth factor receptor in lung cancer:comparisons with immunohistochemistry,clinicopathological features and prognosis ［J］. British Journal of Cancer,1998,78(1):96-99.

[10] Hsu S C, Hung M C. Characterization of a novel tripartite nuclear localization sequence in the EGFR family[J]. Journal of Biological Chemistry, 2007, 10432-10440.

[11] Tamura M, Sasano H, Suzuki T, et al. Expression of epidermal growth factors and epidermal growth factor receptor in normal cycling human ovaries[J]. MHR: Basic Science of Reproductive Medicine, 1995, 1(5): 233-238.

[12] Elshafey R, Tavares A C, Siaj M, et al. Electrochemical impedance immunosensor based on gold nanoparticles-protein G for the detection of cancer marker epidermal growth factor receptor in human plasma and brain tissue[J]. Biosensors and Bioelectronics, 2013, 50: 143-149.

[13] Garrido G, Sanchez B, Rodriguez H M, et al. 7A7 MAb: a new tool for the pre-clinical evaluation of EGFR-based therapies[J]. Hybridoma and Hybridomics, 2004, 23(3): 168-175.

[14] Mousavi M F, Mirsian S, Noori A, et al. BSA-templated Pb nanocluster as a biocompatible signaling probe for electrochemical EGFR immunosensing[J]. Electroanalysis, 2017, 29(3): 861-872.

[15] Regiart M, Fernández-Baldo M A, Villarroel-Rocha J, et al. Microfluidic immunosensor based on mesoporous silica platform and CMK-3/poly-acrylamide-co-methacrylate of dihydrolipoic acid modified gold electrode for cancer biomarker detection[J]. Analytica Chimica Acta, 2017, 963: 83-92.

[16] El-Sayed I H, Huang X, El-Sayed M A. Surface plasmon resonance scattering and absorption of anti-EGFR antibody conjugated gold nanoparticles in cancer diagnostics: applications in oral cancer[J]. Nano Letters, 2005, 5(5): 829-834.

[17] Chen J C, Sadhasivam S, Lin F H. Label free gravimetric detection of epidermal growth factor receptor by antibody immobilization on quartz crystal microbalance[J]. Process Biochemistry, 2011, 46(2): 543-550.

[18] Reyes P I, Ku C J, Duan Z, et al. ZnO thin film transistor immunosensor with high sensitivity and selectivity[J]. Applied Physics Letters, 2011, 98(17): 173702.

[19] Omidfar K, Darzianiazizi M, Ahmadi A, et al. A high sensitive electrochemical nanoimmunosensor based on Fe_3O_4/TMC/Au nanocomposite and PT-modified electrode for the detection of cancer biomarker epi-

dermal growth factor receptor[J]. Sensors and Actuators B: Chemical, 2015,220:1311-1319.

[20] Foo Y Y, Periasamy V, Kiew L V, et al. Curcuma mangga-mediated synthesis of gold nanoparticles: Characterization, stability, cytotoxicity, and blood compatibility[J]. Nanomaterials, 2017,7(6):123.

[21] Conde J, Bao C, Cui D, et al. Antibody-drug gold nanoantennas with Raman spectroscopic fingerprints for in vivo tumour theranostics[J]. Journal of Controlled Release, 2014,183:87-93.

[22] Yang Y, Huang J, Yang X, et al. Gold nanoparticle based hairpin-locked-DNAzyme probe for amplified miRNA imaging in living cells[J]. Analytical Chemistry, 2017,89(11):5850-5856.

[23] Chen Y, Xianyu Y, Jiang X. Surface modification of gold nanoparticles with small molecules for biochemical analysis[J]. Accounts of Chemical Research, 2017,50(2):310-319.

[24] Filbrun S L, Filbrun A B, Lovato F L, et al. Chemical modification of antibodies enables the formation of stable antibody-gold nanoparticle conjugates for biosensing[J]. Analyst, 2017,142(23):4456-4467.

[25] Ngernpimai S, Matulakun P, Teerasong S, et al. Gold nanorods enhanced resonance Rayleigh scattering for detection of Hg^{2+} by in-situ mixing with single-stranded DNA[J]. Sensors and Actuators B: Chemical, 2018,255:836-842.

[26] Cai H H, Yang P H, Feng J, et al. Immunoassay detection using functionalized gold nanoparticle probes coupled with resonance Rayleigh scattering[J]. Sensors and Actuators B: Chemical, 2009,135(2):603-609.

[27] Lu Y, Huang X, Ren J. Sandwich immunoassay for alpha-feto-protein in human sera using gold nanoparticle and magnetic bead labels along with resonance Rayleigh scattering readout[J]. Microchimica Acta, 2013,180(7-8):635-642.

[28] Wu L, Liu Y, Huang R, et al. Rapid and selective determination of folate receptor α with sensitive resonance Rayleigh scattering signal[J]. International Journal of Analytical Chemistry, 2017,2017:1670812.

[29] Karmani L, Labar D, Valembois V, et al. Antibody-functionalized nanoparticles for imaging cancer: influence of conjugation to gold nanoparticles on the biodistribution of 89Zr-labeled cetuximab in mice[J]. Contrast Media & Molecular Imaging, 2013,8(5):402-408.

[30] Niidome T, Nakashima K, Takahashi H, et al. Preparation of primary amine-modified gold nanoparticles and their transfection ability into cultivated cells[J]. Chemical Communications, 2004(17):1978-1979.

[31] Sharma A, Matharu Z, Sumana G, et al. Antibody immobilized cysteamine functionalized-gold nanoparticles for aflatoxin detection[J]. Thin Solid Films, 2010, 519(3):1213-1218.

[32] Cao R, Li B. A simple and sensitive method for visual detection of heparin using positively-charged gold nanoparticles as colorimetric probes[J]. Chemical Communications, 2011, 47(10):2865-2867.

[33] Luo Y, Xu J, Li Y, et al. A novel colorimetric aptasensor using cysteamine-stabilized gold nanoparticles as probe for rapid and specific detection of tetracycline in raw milk[J]. Food Control, 2015, 54:7-15.

[34] Jiang Y, Zhao H, Zhu N, et al. A simple assay for direct colorimetric visualization of trinitrotoluene at picomolar levels using gold nanoparticles[J]. Angewandte Chemie International Edition, 2008, 47(45):8601-8604.

[35] Pandey P, Singh S P, Arya S K, et al. Application of thiolated gold nanoparticles for the enhancement of glucose oxidase activity[J]. Langmuir, 2007, 23(6):3333-3337.

[36] Maya S, Kumar L G, Sarmento B, et al. Cetuximab conjugated O-carboxymethyl chitosan nanoparticles for targeting EGFR overexpressing cancer cells[J]. Carbohydrate Polymers, 2013, 93(2):661-669.

[37] Ma C, Zhang W, Su Z, et al. Resonance Rayleigh scattering method for the determination of chitosan using erythrosine B as a probe and PVA as sensitization[J]. Food Chemistry, 2018, 239:126-131.

[38] Chen F, Peng J, Liu S, et al. The fluorescence and resonance Rayleigh scattering spectra study on the interactions of palladium(Ⅱ)-Nootropic chelate with Congo red and their analytical applications[J]. Spectrochimica Acta Part A: Molecular and Biomolecular Spectroscopy, 2017, 177:41-48.

[39] Glazer E S, Massey K L, Zhu C, et al. Pancreatic carcinoma cells are susceptible to noninvasive radio frequency fields after treatment with targeted gold nanoparticles[J]. Surgery, 2010, 148(2):319-324.

[40] Jazayeri M H, Amani H, Pourfatollah A A, et al. Various methods of gold nanoparticles(GNPs)conjugation to antibodies[J]. Sensing and Bio-

sensing Research,2016,9:17-22.

[41] Sperling R A,Parak W J. Surface modification,functionalization and bioconjugation of colloidal inorganic nanoparticles[J]. Philosophical Transactions of the Royal Society of London A: Mathematical, Physical and Engineering Sciences,2010,368(1915):1333-1383.

[42] Patra C R,Bhattacharya R,Wang E,et al. Targeted delivery of gemcitabine to pancreatic adenocarcinoma using cetuximab as a targeting agent[J]. Cancer Research,2008,68(6):1970-1978.

[43] Ilkhani H,Sarparast M,Noori A,et al. Electrochemical aptamer/ antibody based sandwich immunosensor for the detection of EGFR,a cancer biomarker,using gold nanoparticles as a signaling probe[J]. Biosensors and Bioelectronics,2015,74:491-497.

[44] Bzymek K P,Ma Y,Avery K A,et al. Cyclization strategies of meditopes:affinity and diffraction studies of meditope-Fab complexes[J]. Acta Crystallographica Section F: Structural Biology Communications, 2016,72(6):434-442.

[45] Yeo E L L,Chua A J S,Parthasarathy K,et al. Understanding aggregation-based assays:nature of protein corona and number of epitopes on antigen matters[J]. RSC Advances,2015,5(20):14982-14993.

[46] Voigt M,Braig F,Göthel M,et al. Functional dissection of the epidermal growth factor receptor epitopes targeted by panitumumab and cetuximab[J]. Neoplasia,2012,14(11):IN2-IN3.

[47] Li S,Schmitz K R,Jeffrey P D,et al. Structural basis for inhibition of the epidermal growth factor receptor by cetuximab[J]. Cancer Cell, 2005,7(4):301-311.

[48] Chao G,Cochran J R,Wittrup K D. Fine epitope mapping of anti-epidermal growth factor receptor antibodies through random mutagenesis and yeast surface display[J]. Journal of Molecular Biology, 2004, 342 (2): 539-550.

[49] Lopez A,Lovato F,Oh S H,et al. SERS immunoassay based on the capture and concentration of antigen-assembled gold nanoparticles[J]. Talanta,2016,146:388-393.

[50] Neely A,Perry C,Varisli B,et al. Ultrasensitive and highly selective detection of Alzheimer's disease biomarker using two-photon Rayleigh scattering properties of gold nanoparticle[J]. ACS Nano,2009,3(9):2834-2840.

第3章 基于核酸适配体修饰金纳米探针的 EGFR 共振瑞利散射光谱检测

3.1 引言

在过去的五年中,利用纳米材料生物传感器,检测与疾病相关的细胞标志物、DNA/RNA 及蛋白质成为研究热点。其中,金纳米粒子(AuNPs)因其潜在的非细胞毒性、易于修饰以及良好的光学性质在生物传感器领域得到广泛应用[1]。AuNPs 的表面功能化是常用的研究策略,因为表面修饰不仅可以增加探针的稳定性和生物相容性,而且有助于识别分析靶标。常用的修饰物质包括抗体、核酸适配体、肽和小分子等[2-4]。

本书第 2 章介绍了用 EGFR 抗体修饰 AuNPs 作为免疫探针,检测 EGFR 含量的方法。基于抗体的检测被认为是环境、食品和临床分析中的标准检测方法。然而,抗体蛋白通常依靠动物或细胞系产生,存在生产困难、成本高等缺点,而且抗体识别靶蛋白需要在生理条件下进行,限制了对抗体的功能化和实际应用[5]。核酸适配体(Aptamer,简称 Apt)是单链DNA 或 RNA,是通过 SELEX(指数富集的配体系统进化)技术从合成和随机序列文库中选择制备出来的[6]。Apt 的优点包括易于合成、稳定性好和易于修饰等[7,8],适体分子量相对较小、无免疫活性、毒性低、特异性高使之成为抗体的理想替代[9,10]。本章研究中,采用 Apt 代替抗体对 AuNPs 进行表面功能化,制备得到了 Apt-AuNPs 探针,用于 EGFR 的共振瑞利散射光谱检测。

共振瑞利散射(RRS)技术因其灵敏度高、快速、简便而闻名[11]。近年来,以 Apt 修饰的金纳米粒子为探针,RRS 已被用于检测溶菌酶[12]、金属离子[13]、双酚 A[14] 和血小板衍生生长因子(PDGF)[15]。但是,尚未发现以Apt 功能化的金纳米粒子(Apt-AuNPs)为探针,采用 RRS 法检测 EGFR的报道。本章提出了一种基于 Apt-AuNPs 探针检测 EGFR 的 RRS 方法。

3.2 实验部分

3.2.1 实验试剂与仪器

本章所用实验试剂列于表 3-1,其余试剂同第 2 章 2.2.1。

表 3-1 实验试剂

试剂名称	分子式/序列	规格	生产厂家
柠檬酸钠	$Na_3C_6H_5O_7 \cdot 2H_2O$	分析纯	国药集团化学试剂有限公司
EGFR 核酸适配体(51 个碱基,5′端巯基修饰)	5′ SH-$(CH_2)_6$-UGC CGC UAU AAU GCA CGG AUU UAA UCG CCG UAG AAA AGC AUG UCA AAG CCG-3′	—	上海生工生物工程有限公司
随机核苷酸序列(Oligo)	5′ SH-UUG UAC UAC ACA AAA GUA CUG-3′	—	上海生工生物工程有限公司
血管内皮生长因子	—	—	Sigma-Aldrich
血小板衍生生长因子	—	—	Sigma-Aldrich
重组人 EGFR 蛋白	—	—	Abcam
N-2-羟乙基哌嗪-N′-2-乙磺酸钠盐(HEPES)	$C_8H_{17}N_2NaO_4S$	分析纯	Sigma-Aldrich
GelRed 染色液			美国 Biotium

实验仪器同第 2 章 2.2.1。

3.2.2 测定原理

测定原理如图 3-1 所示。根据文献方法[16],用柠檬酸钠还原氯金酸制备 AuNPs。然后,通过 Au—S 键,将巯基修饰的 Apt 键合至 AuNPs 表面得到 Apt-AuNPs 探针。Apt 修饰过程中 AuNPs 的颜色保持紫红色不变，说明没有明显的聚集现象发生。测定显示，探针的 RRS 信号非常弱。

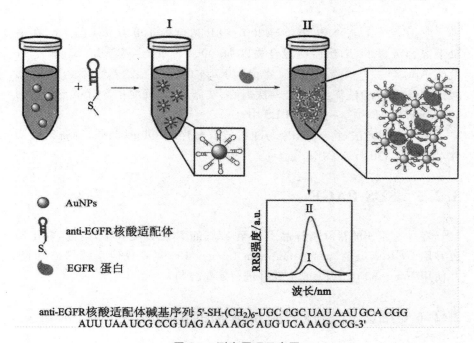

anti-EGFR核酸适配体碱基序列 5'-SH-(CH₂)₆-UGC CGC UAU AAU GCA CGG AUU UAA UCG CCG UAG AAA AGC AUG UCA AAG CCG-3'

图 3-1 测定原理示意图

当向 EGFR 中加入探针时，通过特异性识别，Apt-AuNPs 与 EGFR 结合形成 Apt-AuNPs-EGFR 缔合物，同时观察到反应液颜色由紫红色变为蓝紫色，说明 AuNPs 发生了聚集。测定结果表明，体系的 RRS 信号强度显著增加。据此建立了一种用于检测 EGFR 的 RRS 测定法。

3.2.3 AuNPs 的合成

在参考文献[21]方法基础上加以改进，用柠檬酸钠还原 HAuCl₄ 溶液制备 AuNPs。具体为：将 100.0 mL 的 0.01%（w/v）HAuCl₄ 溶液加热至沸腾 15 min，然后在剧烈搅拌下，迅速加入 5.0 mL 1%（w/v）的柠檬酸钠溶液。溶液在 20 s 内变为深蓝色，并在 60 s 后变为酒红色。在溶液颜色保持不变后继续加热回流 20 min。冷却至室温后，将制备的 AuNPs 溶液在 4 ℃冰箱内储存以供下一步使用。

3.2.4　Apt-AuNPs 探针的制备

取 10.0 mL AuNPs 溶液与 200.0 μL 浓度为 100.0 μM 的 Apt 在室温下混合孵育 12 h,然后将混合物以 16 000 r·min^{-1} 离心 15 min 除去过量的 Apt,弃去上清液,并用少量 pH 为 7.4 的 N-2-羟乙基哌嗪-N$'$-2-乙磺酸钠盐(HEPES)洗涤沉淀,经两次离心、洗涤后,将沉淀再次分散于浓度为 20.0 mM、pH 为 7.4 的 HEPES 中。

使用相同方法,将 AuNPs 与随机核苷酸序列 Oligo 偶联,制备得到阴性对照探针 Oligo-AuNPs。

3.2.5　SDS-PAGE

将一定体积的待分析样品上样至 12% 的 PAGE 凝胶中,电泳,取出凝胶并用 GelRed 染色。用 Amersham Imager 600 凝胶成像系统扫描凝胶,并使用 Image Quant TL 8.1 软件进行定量分析。

3.2.6　细胞培养和细胞裂解物的制备

人食管癌细胞(Eca109)、正常人食管上皮细胞(HEEC)和人乳腺癌细胞(MDA-MB-435)均购自北京协和医学院细胞资源中心。

Eca109 和 HEEC 细胞培养于 RPMI 1640 培养基中,培养基含 10% 胎牛血清、100 μg·mL^{-1} 链霉素和 100 U·mL^{-1} 青霉素,在 37 ℃、5% CO_2 细胞培养箱中培养。

MDA-MB-435 细胞培养于含 10% 胎牛血清和 1% 青霉素-链霉素的 DMEM 培养基中,于 37 ℃、5% CO_2 的细胞培养箱中培养。

当细胞密度达到 80% 时,根据使用说明,使用适当体积的哺乳动物蛋白质提取试剂裂解 Eca109、HEEC 和 MDA-MB-435 细胞,提取裂解物。具体操作同第 2 章 2.2.6 节。

3.2.7　RRS 测定

将适量的 Apt-AuNPs 溶液置于 10.0 mL 比色管中,然后加入不同体积已知浓度的 EGFR 蛋白溶液,10 min 后,将混合物用 HEPES 缓冲溶液(pH7.4)稀释至刻度并充分摇匀。在荧光分光光度计上于 $\lambda_{em} = \lambda_{ex}(\Delta\lambda = 0 \text{ nm})$ 进行同步扫描,记录体系的 RRS 光谱。测量缔合物的 RRS 强度(I_{RRS})和试剂空白在其最大波长(λ_{max})处的 I_{RRS}^0,$\Delta I_{RRS} = I_{RRS} - I_{RRS}^0$。

3.3　结果与讨论

3.3.1　Apt-AuNPs 探针的表征

图 3-2(a)曲线 1 为 AuNPs 的吸收光谱,在 520 nm 处具有吸收峰,说明制备得到了良好分散的球形 AuNPs。

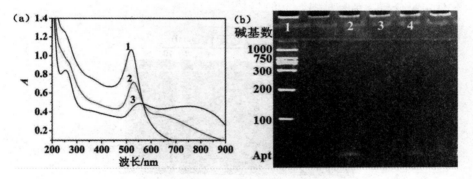

图 3-2　Apt-AuNPs 探针的表征

(a)吸收光谱图 1:AuNPs,2:Apt-AuNPs,3:Apt-AuNPs-EGFR;

(b)凝胶电泳照片 1:RNA ladder,2:Apt,3:AuNPs,4:Apt-AuNPs

AuNPs 的浓度可以根据文献[17]提供的方法由下式结合粒径和吸光度进行计算:

$$c = A_{450}/\varepsilon_{450}$$

式中,c 是 AuNPs 的浓度;A_{450} 是 AuNPs 在 $\lambda = 450$ nm 处的吸光度;ε_{450} 是摩尔吸光系数。TEM 显示合成的 AuNPs 的直径为约 13 nm,因此,根据文献,$\varepsilon_{450}(d = 13$ nm$) = 1.39 \times 10^8$ M$^{-1} \cdot$ cm^{-1}。从所制备的 AuNPs 的吸收光谱可知 A_{450} 为 0.672。因此 AuNPs 的浓度为:

$$c = A_{450}/\varepsilon_{450} = 0.672/(1.39 \times 10^8) = 4.8 \text{ nM}$$

但是由图 3-2(a)曲线 1 和 2 可以看到,Apt-AuNPs 探针较未修饰 AuNPs 的吸光度整体下降,原因是探针制备过程中离心分离及洗涤所造成的金纳米粒子损失。因此,Apt-AuNPs 探针的浓度应根据其吸收曲线的

$A_{450}=0.448$ 计算得到：

$c=A_{450}/\varepsilon_{450}=0.448/(1.39\times10^8)=3.2$ nM（约 1.93×10^{12} 个粒子/mL）。

GelRed 染色的 SDS-PAGE 结果如图 3-2(b)所示，泳道 1 是 RNA ladder；泳道 3 为 AuNPs，无 RNA 条带，作为阴性对照；泳道 2 为 Apt(51 个碱基)，显示 1 条 RNA 条带，作为阳性对照。泳道 4 为 Apt-AuNPs，显示出与泳道 2 相同位置的条带，表明 Apt 被修饰到 AuNPs 上。

使用 Image Quant TL 软件，通过凝胶图像分析，计算连接在 AuNPs 表面上的 Apt 分子数量。将一定体积的 Apt-AuNPs 及 2.0~10.0 pmol 的对照 Apt 样品一起上样至 12%PAGE 凝胶中，进行电泳，并用 GelRed 染色[图 3-3(a)]。用 Amersham Imager 600 凝胶成像系统扫描凝胶，扣除背景后取 Apt-AuNPs 和对照 Apt 条带的平均强度值，用 Image Quant TL 8.1 软件定量分析。结果见图 3-3(b)。

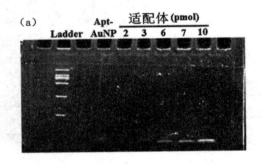

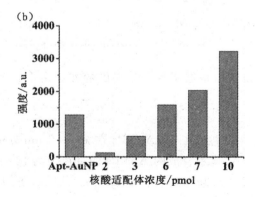

图 3-3　Apt-AuNPs 上 Apt 数目的定量分析

(a)凝胶照片；(b)定量分析

由图 3-3(b)可知,每 5.0 μL 的 Apt-AuNPs 溶液约含 5.0 pmol 的 Apt,则:

$$每个 AuNPs 上的 Apt 数量 = \frac{5.0 \text{ pmol} \times N_A}{5.0 \text{ μL} \times 1.93 \times 10^{12} \text{个/mL}}$$

$$= \frac{5.0 \times 10^{-12} \text{ mol} \times 6.02 \times 10^{25} \text{ Apt/mol}}{5.0 \times 10^{-3} \text{ mol} \times 1.93 \times 10^{12} \text{个/mL}}$$

图 3-2(a)曲线 2 为 Apt-AuNPs 探针的吸收光谱,与 AuNPs 相比吸收光谱发生了红移(520~528 nm)。据报道,由于表面电荷的变化,Apt-AuNPs 微粒间距离缩短,可能是导致吸收光谱红移的原因[18]。TEM 表征证实,Apt-AuNPs[图 3-4(b)]纳米粒子之间的距离与 AuNPs[图 3-4(a)]相比变小,但是没有观察到明显的聚集,Apt-AuNPs 平均粒径为 13.9±2.15 nm[图 3-4(e)]。因此,UV-Vis 和 TEM 的结果都表明 Apt 的修饰没有引起金纳米粒子的聚集,并且修饰前后溶液的颜色保持不变[图 3-2(a),插图照片中 1 和 2]。

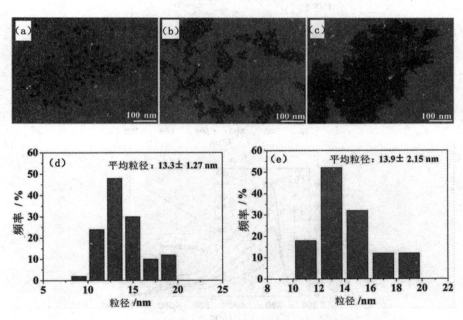

图 3-4　TEM 照片(a)AuNPs,(b)Apt-AuNPs,(c)Apt-AuNPs-EGFR 和
对应的粒径分布图(d)AuNPs,(e)Apt-AuNPs

由于 Apt 可以特异性地与 EGFR 结合,因此,探针加入到 EGFR 中后会在 EGFR 蛋白表面连接,进而在探针的交联作用下发生探针和 EGFR 蛋白的更大聚集[图 3-1 和图 3-4(c)],由于探针与蛋白发生聚集,无法准

确测定探针粒子尺度,故图 3-4(c)未做相应的粒径分析。聚集结果:可以观察到溶液颜色由红色变为蓝紫色[图 3-2(a),插图照片中 2 和 3],并且在 500~850 nm 处显示出无特征吸收带和大范围红移,峰强度降低,峰形变宽[图 3-2(a),曲线 3],这正是 AuNPs 发生聚集的光谱特征。

3.3.2 RRS 光谱

在测定条件下,AuNPs、Apt 和 EGFR 的 RRS 信号强度都很低[图 3-5(a)];AuNPs-EGFR、Apt-AuNPs 或 Apt-EGFR 体系,也表现出很低的 RRS 信号强度。然而,当 Apt-AuNPs 探针与 EGFR 结合时,体系的 RRS 强度显著增强。最大 RRS 峰位于 312 nm 处,且 RRS 强度的增加与 EGFR 的浓度成正比[图 3-5(b)]。基于此,建立了用于测定 EGFR 的高灵敏度的 RRS 方法。

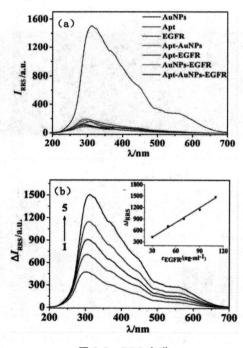

图 3-5　RRS 光谱

(a)测定体系;(b)1~5:Apt-AuNPs-EGFR,EGFR 浓度依次为: 30、50、70、90、110 ng・mL^{-1};Apt-AuNPs 浓度为:3.2 nM;pH7.4

3.3.3　测定条件的优化

1. Apt 浓度

如图 3-6 所示，体系 RRS 强度（ΔI_{RRS}）随着 Apt 浓度从 0.0 μM 增加到 100.0 μM 而增加，当 Apt 浓度超过 100.0 μM，RRS 强度基本不变，可能是由于 AuNPs 表面被 Apt 饱和所致。因此，在后续试验中使用 100.0 μM 的 Apt。

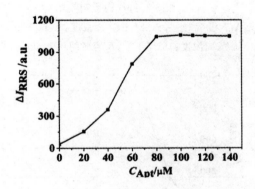

图 3-6　Apt 浓度的影响

AuNPs 浓度：4.8 nM；EGFR 浓度：80 ng · mL^{-1}

2. pH 的影响

反应以 HEPES 为介质，由测定结果（图 3-7）可知，HEPES 缓冲液 pH 在 7.2～7.5 范围内时体系的 ΔI_{RRS} 达到最大并且保持相对恒定。由于 Apt 及 EGFR 都是具有复杂立体结构及表面电荷的生物分子，受介质 pH 影响较大，在较低或较高 pH 下，二者稳定性变差，不利于缔合反应。因此，在后续试验中以 pH 7.4 的 HEPES 缓冲溶液作为反应介质。

3. Apt-AuNPs 探针浓度

根据实验结果，在 Apt-AuNPs 探针浓度 2.8～3.5 nM 范围内 ΔI_{RRS} 达到最大并保持稳定（图 3-8）。没有足够的探针，反应不完全，当探针过量时，高浓度探针使试剂空白增大，导致散射强度降低。因此，选择 3.2 nM 作为适宜的探针浓度。

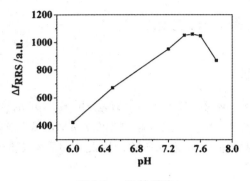

图 3-7　pH 的影响

Apt-AuNPs 浓度:3.2 nM;EGFR 浓度:80 ng・mL^{-1};

反应温度:15~25 ℃;反应时间:10 min

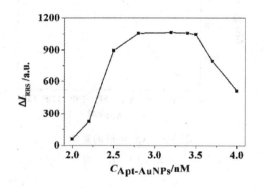

图 3-8　Apt-AuNPs 浓度的影响

EGFR 浓度:80 ng・mL^{-1};pH7.4;反应温度:15~25 ℃;反应时间:10 min

4. 反应时间

如图 3-9 所示,由于探针与 EGFR 的高度亲和性,ΔI_{RRS} 在二者反应 10 min 后即可达到最大,体系在 10~30 min 内保持稳定。孵育时间超过 30 min RRS 信号降低,原因可能是探针的非特异性吸附增加或散射粒子发生解离。因此,选择 10 min 作为最佳反应时间。

5. 反应温度的影响

如图 3-10 所示,ΔI_{RRS} 随着温度的升高而增加。反应温度低(<10 ℃)则结合特异性差;反应温度高(>30 ℃)则反应物自由能增加,产物稳定性降低。因此,温度在 15~25 ℃时,对于缔合反应最为有利。

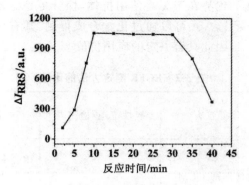

图 3-9　反应时间的影响

Apt-AuNPs 浓度:3.2 nM;EGFR 浓度:80 ng · mL^{-1};

pH7.4;反应温度:15~25 ℃

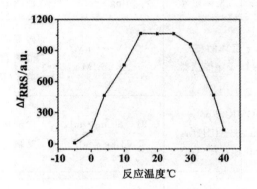

图 3-10　反应温度的影响

Apt-AuNPs 浓度:3.2 nM;EGFR 浓度:80 ng · mL^{-1};

pH7.4;反应时间:10 min

3.3.4　方法的灵敏度

如图 3-5(b)所示,在优化的反应条件下,用不同浓度的 EGFR 与探针反应,并测定 RRS 强度 ΔI。以 ΔI 为纵坐标,EGFR 浓度 c 为横坐标建立标准曲线。线性回归方程:$\Delta I=12.69c+44.25$(相关系数 $R^2=0.9967$),线性范围和检出限(LOD)分别为 30.0~110.0 ng · mL^{-1} 和 0.7 ng · mL^{-1}。

RRS 法与 EGFR 的其他测定方法的比较见表 3-2。可以看出,RRS 法具有比石英晶体微量天平更高的灵敏度和更低的检测限,但其检测限比一些电化学[19]和荧光方法要高[20]。虽然 RRS 法的灵敏度较之前的一些分析技术低,但该方法的优势在于无需使用抗体,探针更稳定不易变性,对分析环境有较好的耐受性,Apt 可以通过化学合成得到,其有价格低廉、分析过程简便快速等优点,因此具有一定的应用价值。

表 3-2　EGFR 测定方法的比较

方法	分析方法	线性范围/检测限	备注	参考文献
石英晶体微天平（QCM）	抗体修饰 QCM	$0.01\sim10\ \mu g\cdot mL^{-1}$ / $100\ ng\cdot mL^{-1}$	微型化装置,微型电极,结构复杂,线性范围窄	[21]
电化学	抗体-蛋白-适配体三明治型传感器	$1\sim40\ ng\cdot mL^{-1}$ / $50\ pg\cdot mL^{-1}$	检测限低,线性范围窄	[19]
荧光	基于适体的靶标/探针介导传感器	$1\ fM\sim1\ nM$ / $0.16\ fM$	检测限低,线性范围宽,操作复杂,分析时间长	[20]
微流体免疫传感器	CMK-3/poly-(AC-co-MDHLA)anti-EGFR/AMS	$0.01\sim50\ ng\cdot mL^{-1}$ / $3.03\ pg\cdot mL^{-1}$	检测限低,装置复杂	[22]
ZnO 薄膜晶体管免疫传感器	ZnO 薄膜	—/10 fM	灵敏度高,检测限低,操作繁琐	[23]
电容式传感器	借助 AuNPs 增强信号	$20\sim1000\ pg\cdot mL^{-1}$ / $20\ pg\cdot mL^{-1}$	特殊装置,检测限低	[24]
RRS	Apt-AuNPs probe	$30\sim110\ ng\cdot mL^{-1}$ / $0.7\ ng\cdot mL^{-1}$	选择性高,分析时间短,操作简便,检测限和线性范围一般	本研究

3.3.5　方法的选择性

为了考察 Apt-AuNPs 探针的选择性,使用牛血清白蛋白(BSA)、血管内皮生长因子(VEGF)和血小板衍生生长因子(PDGF)作为对照蛋白。如图 3-11 所示,即使在较高的干扰蛋白浓度下,Apt-AuNPs 探针与 BSA、VEGF 和 PDGF 相互作用也检测不到明显的 RRS 信号;相反,Apt-AuNPs 探针与低浓度 EGFR 作用就可以观察到 RRS 信号的显著增强,说明 Apt-AuNPs 探针对 EGFR 蛋白具有高度的选择性。

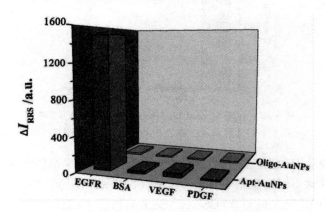

图 3-11　探针与蛋白相互作用的 RRS 强度

EGFR 浓度:110.0 ng・mL^{-1},BSA 浓度:1.0 mg・mL^{-1},
VEGF 浓度:1.0 mg・mL^{-1},PDGF:浓度:1.0 mg・mL^{-1},

此外,作为阴性对照,采用与 Apt-AuNPs 相同的方法制备了随机核苷酸序列(Oligo,碱基序列:5′ SH-UUG UAC UAC ACA AAA GUA CUG-3′)修饰的金纳米探针 Oligo-AuNPs。Oligo 是一种随机 RNA 寡聚核苷酸,可作为 Apt 的对照序列。为了考察 Oligo-AuNPs 的作用,将其分别与 EGFR、BSA,VEGF 和 PDGF 混合并进行 RRS 测定。图 3-11 表明 Oligo-AuNPs 探针与上述蛋白作用不能引起 RRS 信号的显著增加。因此,所制备的 Apt-AuNPs 探针具有高度特异性。

3.3.6　分析应用

1. 细胞裂解液中 EGFR 的测定

将 EGFR 过度表达的食管癌细胞 Eca109 作为测定 EGFR 的模型细

胞;低表达 EGFR 的乳腺癌细胞(MDA-MB-435)和正常人食道上皮细胞(HEEC)用作对照细胞。按照第 2 章 2.2.6 节所述方法制备细胞裂解液,取适量裂解液与 Apt-AuNPs 探针作用,按照 3.2.7 节所述方法进行 RRS 分析,结果如图 3-12。由图可知,Eca109 细胞裂解液与探针作用后可以检测到明显的 RRS 信号,而探针与 MDA-MB-435、HEEC 细胞裂解液和仅含蛋白质提取试剂的试剂空白作用后未观察到显著的 RRS 信号。

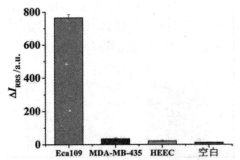

图 3-12　探针与 Eca109、MDA-MB-435、HEEC 细胞
裂解液及试剂空白作用后的 RRS 强度

为了检验 RRS 方法的有效性和可靠性,取不同体积的 Eca109 细胞裂解液稀释得到不同浓度的待测样品,将待测样品 EGFR 浓度的 RRS 检测结果与使用 ELISA 试剂盒(CS0080,Sigma,按照产品说明书提供的方法进行测定)得到的结果进行比较,发现两种方法的测定结果基本一致(表 3-3),说明 RRS 法准确可靠。

表 3-3　Eca109 细胞裂解液中 EGFR 含量的测定结果比较

样品	方法					
	ELISA			RRS		
	测定结果 ($ng \cdot mL^{-1}$)	均值*± 标准偏差 ($ng \cdot mL^{-1}$)	RSD %	测定结果 ($ng \cdot mL^{-1}$)	均值± 标准偏差 ($ng \cdot mL^{-1}$)	RSD %
1	35.9,34.9,36.2, 36.4,35.2	35.7±0.7	1.9	36.1,37.2,35.5, 35.5,35.4	35.9±0.8	2.1
2	52.9,51.9,51.1, 52.3,52.1	52.1±0.7	1.3	53.0,51.1,50.9, 51.3,52.1	51.7±0.9	1.7
3	77.3,73.1,77.3, 74.5,75.1	75.5±1.8	2.4	75.9,75.2,73.2, 75.5,74.3	74.8±1.1	1.4

续表

样品	方法					
	ELISA			RRS		
	测定结果 （ng·mL^{-1}）	均值*± 标准偏差 （ng·mL^{-1}）	RSD %	测定结果 （ng·mL^{-1}）	均值± 标准偏差 （ng·mL^{-1}）	RSD %
4	94.8,90.8,93.7, 92.1,93.9	93.1±1.6	1.7	93.9,91.5,91.3, 94.6,92.1	92.7±1.5	1.6
5	101.6,99.7,99.4 102.1,100.5	100.7±1.2	1.2	100.2,103.8,100.3, 102.6,99.1	101.2±1.9	1.9

＊5 次平行测定的平均值（$n=5$）

2. 人血清中 EGFR 的测定

据报道，健康人血清中 EGFR 的平均水平约为 75.3 ng·mL^{-1}（范围为 43.2～114.2 ng·mL^{-1}），而根据癌症类型不同，癌症患者可能具有更高或更低的基础 EGFR 水平[25]。本研究提出的 RRS 方法（线性范围：30.0～110.0 ng·mL^{-1}）恰好位于人血清中 EGFR 的平均浓度范围内，因此通常情况下，实际样本可直接测定，无需复杂的预处理。由于省去了稀释和其他耗时的样品处理操作，缩短了分析时间，并且可以有效地减小分析误差，提高了结果的准确性。

从长治医学院附属和平医院获得了 5 份食管癌患者临床血清样本（该研究得到了长治医学院伦理委员会的批准，志愿者样本的收集和使用得到了长治医学院附属和平医院伦理委员会的批准。患者被告知样品将被用于科学研究，并且隐去了患者的相关信息）。分别采用 RRS 法和 ELISA 试剂盒（ab193764，Abcam，按照产品说明书提供的方法进行测定）测试血清样品，结果对比见表 3-4。通过 t 检验[26]分析了两种方法测定结果之间的差异：

$$t = \frac{\overline{x}_1 - \overline{x}_2}{s} \times \sqrt{\frac{n_1 \times n_2}{n_1 + n_2}}$$

式中，$\overline{x}_1$ 为 RRS 实验结果的平均值；$\overline{x}_2$ 为 ELISA 实验结果的平均值；s 为合并标准偏差；n 为测定次数（$n_1, n_2 = 5$）。

测定的总自由度 $f = n_1 + n_2 - 2 = 8$，当置信度为 95% 时，查表可知 $t_{表} = t_{0.05,8} = 2.31$。从表 3-4 可以看出，所有 5 份样品 $t < t_{表} = 2.31$，说明

RRS 与 ELISA 的测定结果之间不存在显著性差异，RRS 法测定的结果准确可信。

表 3-4　人血清中 EGFR 含量测定结果的比较（$n=5$）

样品	方法				t
	ELISA		RRS		
	测定结果（ng·mL^{-1}）	均值*±标准偏差（ng·mL^{-1}）	测定结果（ng·mL^{-1}）	均值±标准偏差（ng·mL^{-1}）	
1	52.6,50.6,52.3, 50.9,50.1	51.3±1.1	51.1,51.6,54.6, 52.3,53.9	52.7±1.5	1.700
2	84.1;85.2,85.7, 84.2,84.1	84.7±0.7	84.3,83.1,85.3, 82.9,83.7	83.9±1.0	−1.523
3	103.8,101.9,101.7, 104.1,103.2	102.9±1.1	104.6,102.3,102.3, 103.6,104.5	103.5±1.1	0.862
4	46.3,43.9,45.3, 46.0,44.5	45.2±1.0	44.6,44.7,45.2, 43.9,44.5	44.6±0.5	−1.185
5	97.5,97.1,95.3, 95.2,95.3	96.1±1.1	97.6,97.5,97.9, 96.2,97.7	97.4±0.7	2.282

＊5 次平行测定的平均值（$n=5$）

3.4　测定机理探讨

3.4.1　RRS 增强的原因

由于 RRS 是由散射和吸收共振产生的散射-吸收-再散射过程，因此测定体系的 RRS 光谱与吸收带密切相关[27]。由吸收光谱与 RRS 光谱的比较（图 3-13）可以发现，Apt-AuNPs-EGFR 缔合体系的 RRS 散射峰位于其分子吸收带内。因此缔合物可以发生光的吸收和再散射过程，导致瑞利散射的强度显著增加。共振增强效应是体系散射增强的主要原因。

根据瑞利散射的公式，散射分子体积的增加有利于散射强度的增强，因此，探针与蛋白反应得到大体积散射分子是 RRS 强度增强的另一原因[28]。

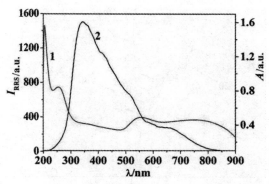

图 3-13　Apt-AuNPs-EGFR 吸收光谱(1)与 RRS 光谱(2)比较

在反应之前,探针和蛋白在表面电荷作用下,均有良好的水溶性,并且可以在水中形成水合物,各自的散射强度非常弱;当它们反应形成缔合物时,表面电荷被中和,产物失去亲水性,疏水界面的形成有利于增强散射[29]。

3.4.2　探针与蛋白的结构及缔合物的形成

研究中使用的重组人 EGFR 蛋白(Fc 嵌合体,目录号:ab155726)购买自 Abcam,标示分子量为 95 kDa,含有 621 个氨基酸残基[30]。所使用的 Apt 由 51 个碱基组成,分子量为 16 kDa [31],Apt 的分子量小于 EGFR。

Apt 在与靶标结合时可以通过明显的结构变化,或形成某种二级结构以适合靶标[32]。有很多软件或网站可以进行 Apt 二级结构的模拟[19]。通过网站 http//rna. urmc. rochester. edu/RNAstructureWeb 提供的服务获得 Apt 的折叠结构,该软件使用最低能量理论的动态编程算法预测 Apt 的二级结构,所给出的结构具有理论上最低的自由能和最高的丰度(图 3-14)。计算得到的优化结构热力学自由能为 -7.61 kCal · mol^{-1}。图 3-14 表明 Apt 通过部分碱基配对形成茎环结构使 Apt 的体积更小。

目前没有发现关于该 Apt 的流体动力学尺寸的文献报道。但是,Barone 等[33]报道了一种 54 个碱基 RNA aptamer 的流体动力学尺寸,其流体动力学半径(R_h)为 1.28 ± 0.03 nm。由于本研究所使用的 Apt 为 51 个碱基的 RNA aptamer,与文献报道的 RNA 结构接近,据此推测二者大小相当。

通过检索蛋白质数据库(PDB),本书使用的重组人 EGFR 蛋白的 PDB 登记号为 4uv7 [34]。根据 PDB 提供的晶体结构数据,采用 Pymol 程序绘制其结构如图 3-15 所示。

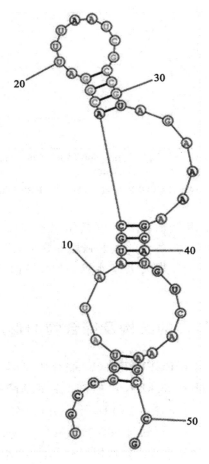

图 3-14 Apt 的二级结构

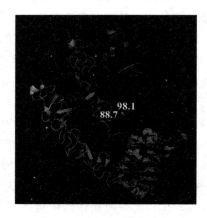

图 3-15 EGFR 蛋白结构

由图 3-15 可以看出,软件计算的 EGFR 蛋白直径约为 98.1 Å(9.8 nm)。应该注意的是,该数据是基于蛋白质的晶体结构,而在实验中使用的是蛋白质水溶液。由于蛋白质在溶液中发生部分聚集,并且聚集对尺寸有很大影响[35]。因此,EGFR 的流体动力学半径(R_h)应不小于 9.8 nm/2＝4.9 nm,大于 Apt 的半径。

　　试验中制备的 AuNPs 直径约 13 nm,假设 Apt 通过 Au—S 键以单层形式覆盖在 AuNPs 表面,则 Apt-AuNPs 探针的直径应约为 18 nm(图 3-16),大于 EGFR 蛋白的直径。因此,当探针加入到 EGFR 中后,会在 EGFR 蛋白表面连接,EGFR 蛋白分子则在探针的桥联作用下发生聚集,探针与蛋白共同形成大体积的散射粒子,从而引起 RRS 信号的显著增强。

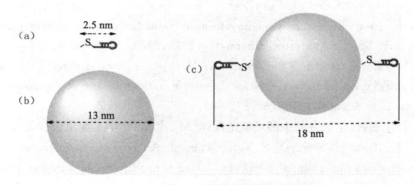

图 3-16　Apt 和 AuNPs 的相对大小

(a)Apt；(b)AuNPs；(c)Apt-AuNPs

3.5　本章小结

　　本章介绍了一种基于 Apt 功能化的金纳米探针检测 EGFR 的 RRS 方法,该法具有简单、快速、灵敏度高、检测限低的优点。借助探针与 EGFR 的结合,RRS 法可以选择性的对 EGFR 高表达食管癌细胞的裂解液产生响应;另外,RRS 还被用于检测食管癌患者血清样品中的 EGFR 含量,t 检验结果表明,RRS 所得结果与经典的 ELISA 测定结果具有良好的一致性。共存蛋白干扰试验及实际样品分析的结果说明所建立的 RRS 法具有良好的选择性、高度的特异性,且测定结果准确可靠,可以用于实际样品中 EGFR 的含量测定。

参考文献

［1］Fu L H，Yang J，Zhu J F，et al. Synthesis of gold nanoparticles and their applications in drug delivery［J］. Metal Nanoparticles in Pharma. Springer，Cham，2017：155-191.

［2］Pal M，Khan R. Graphene oxide layer decorated gold nanoparticles based immunosensor for the detection of prostate cancer risk factor［J］. Analytical Biochemistry，2017，536：51-58.

［3］Yu M，Wang H，Fu F，et al. Dual-recognition förster resonance energy transfer based platform for one-step sensitive detection of pathogenic bacteria using fluorescent vancomycin-gold nanoclusters and aptamer-gold nanoparticles［J］. Analytical Chemistry，2017，89（7）：4085-4090.

［4］Zong J，Cobb S L，Cameron N R. Peptide-functionalized gold nanoparticles：versatile biomaterials for diagnostic and therapeutic applications［J］. Biomaterials Science，2017，5（5）：872-886.

［5］屈锋. 生物分析中的核酸适配体［M］. 北京：化学工业出版社，2010.

［6］Zhao H，Wang Y S，Tang X，et al. An enzyme-free strategy for ultrasensitive detection of adenosine using a multipurpose aptamer probe and malachite green［J］. Analytica Chimica Acta，2015，887：179-185.

［7］Zhu G，Ye M，Donovan M J，et al. Nucleic acid aptamers：an emerging frontier in cancer therapy［J］. Chemical Communications，2012，48（85）：10472-10480.

［8］Dehghani S，Nosrati R，Yousefi M，et al. Aptamer-based biosensors and nanosensors for the detection of vascular endothelial growth factor（VEGF）：A review［J］. Biosensors and Bioelectronics，2018，110，23-27.

［9］Chen A，Yang S. Replacing antibodies with aptamers in lateral flow immunoassay［J］. Biosensors and Bioelectronics，2015，71：230-242.

［10］He B S，Yan S. Electrochemical aptasensor based on aptamer-complimentary strand conjugate and thionine for sensitive detection of tetracycline with multi-walled carbon nanotubes and gold nanoparticles amplification［J］. Analytical Methods，2018，10（7）：783-790.

［11］Song W W，Li N B，Luo H Q. Gemini surfactant applied to the heparin assay at the nanogram level by resonance Rayleigh scattering method［J］. Analytical Biochemistry，2012，422（1）：1-6.

[12] Ma L,Zhang X,Liang A,et al. A new and highly sensitive resonance Rayleigh scattering assay for lysozyme using aptamer-nanogold as a probe[J]. Luminescence,2014,29(8):1003-1007.

[13] Tang M,Wen G,Liang A,et al. A simple and sensitive resonance Rayleigh scattering method for determination of As(Ⅲ)using aptamer-modified nanogold as a probe[J]. Luminescence,2014,29(6):603-608.

[14] Zhang D,Yang J,Ye J,et al. Colorimetric detection of bisphenol A based on unmodified aptamer and cationic polymer aggregated gold nanoparticles[J]. Analytical Biochemistry,2016,499:51-56.

[15] Luo Y,Zhang X,Yao D,et al. Resonance Rayleigh scattering detection of trace PDGF based on catalysis of an aptamer-modified nanogold probe in the Fehling reaction[J]. RSC Advances,2014,4(53):28052-28055.

[16] Gao J,Huang X,Liu H,et al. Colloidal stability of gold nanoparticles modified with thiol compounds:bioconjugation and application in cancer cell imaging[J]. Langmuir,2012,28(9):4464-4471.

[17] Haiss W,Thanh N T K,Aveyard J,et al. Determination of size and concentration of gold nanoparticles from UV-Vis spectra[J]. Analytical Chemistry,2007,79(11):4215-4221.

[18] Shi H,Yuan L,Wu Y,et al. Colorimetric immunosensing via protein functionalized gold nanoparticle probe combined with atom transfer radical polymerization[J]. Biosensors and Bioelectronics,2011,26(9):3788-3793.

[19] Ilkhani H,Sarparast M,Noori A,et al. Electrochemical aptamer/antibody based sandwich immunosensor for the detection of EGFR,a cancer biomarker,using gold nanoparticles as a signaling probe[J]. Biosensors and Bioelectronics,2015,74:491-497.

[20] Zhang D,Ma F,Zhang Q,et al. Highly sensitive detection of epidermal growth factor receptor in lung cancer cells by aptamer-based target-/probe-mediated cyclic signal amplification[J]. Chemical Communications,2017,53(83):11496-11499.

[21] Chen J C,Sadhasivam S,Lin F H. Label free gravimetric detection of epidermal growth factor receptor by antibody immobilization on quartz crystal microbalance[J]. Process Biochemistry,2011,46(2):543-550.

[22] Regiart M,Fernández-Baldo M A,Villarroel-Rocha J,et al. Mi-

crofluidic immunosensor based on mesoporous silica platform and CMK-3/poly-acrylamide-co-methacrylate of dihydrolipoic acid modified gold electrode for cancer biomarker detection[J]. Analytica Chimica Acta, 2017, 963:83-92.

[23] Reyes P I, Ku C J, Duan Z, et al. ZnO thin film transistor immunosensor with high sensitivity and selectivity[J]. Applied Physics Letters, 2011, 98(17):173702.

[24] Altintas Z, Kallempudi S S, Gurbuz Y. Gold nanoparticle modified capacitive sensor platform for multiple marker detection[J]. Talanta, 2014, 118:270-276.

[25] Kotagiri N, Li Z, Xu X, et al. Antibody quantum dot conjugates developed via copper-free click chemistry for rapid analysis of biological samples using a microfluidic microsphere array system[J]. Bioconjugate Chemistry, 2014, 25(7):1272-1281.

[26] 武汉大学, 分析化学[M]. 第5版. 北京:高等教育出版社, 2006.

[27] Yang J, Wang E, Zhou S, et al. Effects of(R)-and(S)-propranolol hydrochloride enantiomers on the resonance Rayleigh scattering spectra with erythrosine B as probe and their analytical applications[J]. Talanta, 2015, 134:754-760.

[28] Ma C, Zhang W, Su Z, et al. Resonance Rayleigh scattering method for the determination of chitosan using erythrosine B as a probe and PVA as sensitization[J]. Food Chemistry, 2018, 239:126-131.

[29] Yan S, Deng D, Li L, et al. Glutathione modified Ag_2Te nanoparticles as a resonance Rayleigh scattering sensor for highly sensitive and selective determination of cytochrome C[J]. Sensors and Actuators B: Chemical, 2016, 228:458-464.

[30] http://www.abcam.cn/recombinant-human-egfr-protein-fc-chimera-ab155726.html.

[31] https://www.thermofisher.com/cn/zh/home/references/ambion-tech-support/rna-tools-and-calculators/dna-and-rna-molecular-weights-and-conversions.html.

[32] Wang W, Ding X F, He M, et al. Kinetic adsorption profile and conformation evolution at the DNA-gold nanoparticle interface probed by dynamic light scattering[J]. Analytical Chemistry, 2014, 86(20):10186-10192.

[33] Barone F, Cellai L, Matzeu M, et al. DNA, RNA and hybrid

RNA-DNA oligomers of identical sequence: structural and dynamic differences[J]. Biophysical Chemistry, 2000, 86(1): 37-47.

[34] Lim Y, Yoo J, Kim M S, et al. GC1118, an anti-EGFR antibody with a distinct binding epitope and superior inhibitory activity against high-affinity EGFR ligands[J]. Molecular Cancer Therapeutics, 2016, 15(2): 251-263.

[35] Wang S, Chen K, Li L, et al. Binding between proteins and cationic spherical polyelectrolyte brushes: effect of pH, ionic strength, and stoichiometry[J]. Biomacromolecules, 2013, 14(3): 818-827.

第4章 基于抗体-核酸适配体复合功能化金纳米探针的 EGFR 共振瑞利散射光谱检测

4.1 引言

本书第 2 章和第 3 章分别介绍了基于抗体（C225）和核酸适配体（Aptamer）的 EGFR 共振瑞利散射光谱检测方法，但两种修饰配体都存在各自的优缺点[1]。抗体的优势在于其与抗原的高特异性结合能力，但其缺点在于制备复杂、成本高，具有免疫活性，对温度敏感易变性。适体可以以高亲和力和特异性结合靶标[2]，与抗体相比，适体更稳定，合成成本更低，并且可以针对特异性和灵敏度进行定制[3]。然而，适体（尤其是 RNA）的主要缺陷在于易被核酸酶降解[4]。

由于实际分析对象（如血清、血浆、组织和细胞）的成分非常复杂，因此，非特异性结合是蛋白质检测遇到的最大难题。以细胞表面 EGFR 检测为例，由于抗体对环境的敏感性和细胞表面抗原的多样性表达，单独使用抗体探针检测癌细胞内源性 EGFR 在选择性方面具有局限性，并经常导致假阴性或假阳性信号。另一方面，在癌症的早期阶段，癌细胞表面可供识别的 EGFR 膜蛋白的密度非常低[5]。而核酸适配体由于亲和能力相对较低，导致检测信号水平不高，影响测定的灵敏度。可见，单纯依靠抗体或适配体结合不能满足复杂样品中 EGFR 的高选择性和高灵敏度检测要求。因此，本章研究拟开发一种抗体-适配体复合功能化的 EGFR 检测探针。

到目前为止，只有一篇关于抗体和适配体用于 EGFR 定量检测的文献报道[6]：将适配体固定在磁珠（MB）上，用作 EGFR 识别探针；将抗体修饰在 AuNPs 表面，用作信号传导探针。在 EGFR 存在下，在磁珠表面上形成"适配体-EGFR-抗体"夹心结构，通过电化学方法进行检测。虽然使用了两种配体，但是由于抗体和适配体被分别修饰在 AuNPs 和 MB 上，因此，该方法采用的仍属于单一配体修饰策略。

本章将抗体及核酸适配体同时修饰到金纳米粒子表面,得到了一种复合功能化探针 Apt-AuNPs-Ab,通过探针与 EGFR 的结合,建立了一种基于复合功能化传感器的 RRS 方法,用于 EGFR 的高选择性、高灵敏度检测。

4.2　实验部分

4.2.1　实验试剂与仪器

本章实验所用仪器、药品与试剂与第 2 章、第 3 章中相同。

4.2.2　测定原理

测定原理如图 4-1 所示。根据文献方法[7],在半胱胺存在下,用 NaBH_4 还原 HAuCl_4 制备 AuNPs。半胱胺稳定的 AuNPs 表面带正电荷,能够吸引带负电荷的 EGFR 适体(Apt),有利于 Apt 与 AuNPs 的表面反应。巯基修饰的 Apt 通过 Au—S 键连接到 AuNPs 上形成 Apt-AuNPs。然后,采用戊二醛交联法[8]将 EGFR 单克隆抗体(Ab)共价固定到 Apt-AuNPs 上。制备得到的抗体-核酸适配体复合功能化的金纳米探针(Apt-AuNPs-Ab),可以借助抗原-抗体免疫识别、核酸适体-配体高亲和性结合双重作用,特异性地靶向识别 EGFR 蛋白。探针与 EGFR 的结合会导致 RRS 光谱的显著增强,由此开发了一种基于复合功能化金纳米探针的 EGFR 检测方法。

4.2.3　AuNPs 的制备

在合成之前,将要使用的所有玻璃器皿和磁力搅拌棒浸泡在新制备的王水(HCl/HNO_3=3∶1,v/v)中 24 h,小心取出后在超纯水中彻底冲洗,并在使用前进行干燥。将 400.0 μL 浓度为 213.0 mM 的半胱胺溶液加入到 40.0 mL 浓度为 1.40 mM 的 HAuCl_4 溶液中,并在室温下充分搅拌约 20 min,然后迅速加入 10.0 μL 浓度为 10.0 mM 的硼氢化钠溶液,并将混合物在室温下、避光剧烈搅拌 30 min。待溶液变为酒红色,继续温和搅拌 1 h。然后,将所制备的 AuNPs 储存在冰箱(4 ℃)中备用。

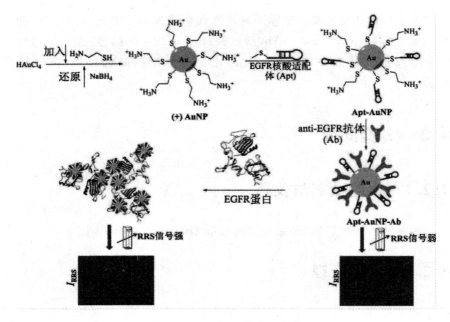

图 4-1　RRS 测定原理示意图

4.2.4　AuNPs 的修饰

取制备的 AuNPs 溶液 10.0 mL 与巯基修饰的 Apt($50.0~\mu M, 10.0~\mu L$)在室温下混合孵育 12 h,以 16 000 r·min^{-1} 离心 15 min 以除去过量的 Apt,将沉淀重新分散在磷酸盐缓冲溶液(PBS,pH7.4)中,得到 Apt-AuNPs。

采用戊二醛交联法进一步将抗体固定在 Apt-AuNPs 表面。具体步骤:将 10.0 mL Apt-AuNPs 加入到含 5% 戊二醛的 0.01 M PBS 溶液中,室温下反应 1 h,然后离心收集沉淀,并再次分散在 PBS 中,加入 Ab($5.0~\mu g·\mu L^{-1}$, $50.0~\mu L$)在 4 ℃孵育 12 h 得到复合功能化的 Apt-AuNPs-Ab 探针。离心并用少量 PBS 冲洗沉淀 2~3 次,以除去过量的抗体。

使用相同方法,将 AuNPs 与随机 Apt 序列及 IgG 抗体偶联,制备阴性对照探针 Oligo-AuNPs-IgG。

4.2.5　SDS-PAGE

取适量一定浓度的 Apt、Ab 和 Apt-AuNPs-Ab 上样至 10% SDS-PAGE 凝胶中,电泳,并用 GelRed 染色。用 Amersham Imager 600 凝胶成像系统扫描凝胶,并使用 Image Quant TL 8.1 软件光密度测定法分析。

4.2.6 细胞培养和细胞裂解物的制备

人食管癌细胞(Eca109)和人乳腺癌细胞(MDA-MB-435)培养及裂解物提取按照第 3 章 3.2.6 节所述方法进行。

4.2.7 RRS 测定

取适量的 Apt-AuNPs-Ab 溶液置于 10.0 mL 比色管中,然后加入不同体积、已知浓度的 EGFR 蛋白(EGFR protein,EP)溶液,20 min 后,用 PBS(pH 7.4)稀释至刻度并充分混合。在荧光分光光度计上于 $\lambda_{em} = \lambda_{ex}(\Delta\lambda = 0 \text{ nm})$ 进行同步扫描,记录体系的 RRS 光谱。测量缔合物的 RRS 强度(I_{RRS})和试剂空白在其最大波长(λ_{max})处的 I_{RRS}^0,$\Delta I_{RRS} = I_{RRS} - I_{RRS}^0$。

4.3 结果与讨论

4.3.1 探针的表征

图 4-2(a)中曲线 1 为 AuNPs 的吸收光谱,在 528 nm 处具有吸收峰。透射电子显微镜(TEM)结果[图 4-2(b)]说明所制备的 AuNPs 具有良好的分散性,并且平均粒径为 33.9±2.36 nm,这一结果与文献[7]基本一致。根据文献报道[9],34 nm 球形 AuNPs 的摩尔吸光系数约为 $6.06×10^9 \text{ M}^{-1} \cdot \text{cm}^{-1}$。按照本书第 2 章 2.3.1 小节所述方法,根据 Lambert-Beer 定律,计算得到 AuNPs 的浓度约为 0.11 nM,Apt-AuNPs-Ab 探针的浓度约为 0.092 nM。

Cys 的傅立叶变换红外(FTIR)光谱见图 4-2(b)中曲线 1,2503 cm^{-1} 处是—SH 的特征吸收峰;这一特征吸收在 AuNPs[图 4-2(b),曲线 2]和 Apt-AuNPs-Ab[图 4-2(b),曲线 3]中消失,说明 Cys 通过 Au—S 键与 AuNPs 结合。同时还观察到—CH₂ 基团伸缩振动峰值向低频轻微位移(2964~2962 cm^{-1}),并伴随峰宽的明显变窄,也说明 AuNPs 表面被巯基修饰[10]。此特征峰变窄,可能是由于巯基修饰使得金纳米粒子表面上连接了刚性链结构,产生了类似晶体的链状形态从而限制了化学键的伸缩性。

图 4-2(b)曲线 2 及曲线 3 中 3441 cm^{-1} 和 3427 cm^{-1} 处的特征峰归属为 N—H 的伸缩振动,表明—NH₂ 被连接到 AuNPs 上。Apt-AuNPs-Ab 红外图

中[图 4-2(b),曲线 3],1721 cm^{-1} 处的吸收峰归属于 Ab 蛋白中氨基酸肽键的 $\nu_{C=O}$;1595 cm^{-1} 处的峰则归属于 Apt 碱基的杂环骨架振动;1496 cm^{-1} 处的特征峰归属于 Ab 中—CH$_2$ 基团的不对称弯曲振动;1128 cm^{-1} 和 1 254 cm^{-1} 处的特征峰归属于 Apt 结构中磷酸基的对称和不对称伸缩振动[11]。

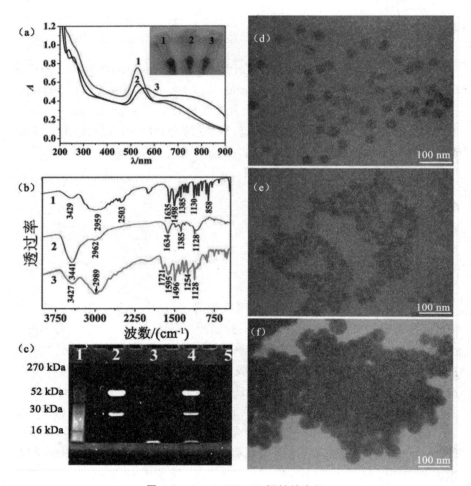

图 4-2　Apt-AuNPs-Ab 探针的表征

(a)吸收光谱:(1)AuNPs,(2)Apt-AuNPs-Ab,(3)Apt-AuNPs-Ab-EP;
(b)红外光谱:(1)Cys,(2)AuNPs,(3)Apt-AuNPs-Ab;(c)SDS-PAGE 凝胶电泳,
1:分子量标准,2:Ab,3:Apt,4:Apt-AuNPs-Ab,5:AuNPs;TEM 照片:
(d)AuNPs;(e)Apt-AuNPs-Ab;(f)Apt-AuNPs-Ab-EP

　　SDS-PAGE 结合 GelRed 染色进一步证明了 Apt-AuNPs-Ab 探针的形成。如图 4-2(c)所示,泳道 1 是分子量标准;泳道 5 为 AuNPs,不显示蛋白质条带,用作阴性对照;泳道 2 为 Ab,出现 2 个蛋白质条带(52 kDa 和 26 kDa);泳道 3 为 Apt,出现 1 条条带(14 kDa);泳道 4 为 Apt-AuNPs-Ab,在与泳道 2 和 3 相同位置出现了条带,表明 AuNPs 上同时连接了 Apt 和 Ab。

　　采用 BCA 蛋白浓度测定试剂盒(Abcam,ab207002)按照第 2 章 2.3.1 节所述方法,测定每个 AuNPs 微粒上连接的 Ab 分子数量;按照第 3 章 3.3.1 节所述方法,使用 Image Quant TL 软件,通过凝胶图像分析,计算连接在 AuNPs 表面上的 Apt 分子数量。结果表明,大约有 176 个 Apt 和 124 个 Ab 分子被修饰到 AuNPs 表面。

　　如图 4-2(a)曲线 2 所示,Apt-AuNPs-Ab 的吸收光谱较 AuNPs 发生了略微的红移,但溶液的颜色保持不变[图 4-2(a),插图照片中 1 和 2],说明纳米粒子仍为分散状态;结合 Apt-AuNPs-Ab 的 TEM 照片[图 4-2(e)],Apt-AuNPs-Ab 纳米粒子之间的距离较 AuNPs 减小,但并未发生聚集,平均粒径为 34.2±1.29 nm。UV-Vis 和 TEM 结果表明 Apt 和 Ab 的修饰并未引起金纳米粒子的聚集。Apt-AuNPs-Ab 粒子间距离变小主要是由于 AuNPs 的表面修饰使其 ζ 电位由初始的 +36.2 mV 减小为 +13.6 mV,AuNPs 表面正电荷密度下降导致粒子之间的静电排斥减弱,从而距离缩短。

　　当探针与 EGFR 混合,由于 Apt 和 Ab 同时与 EGFR 发生靶向性结合,从而导致探针与 EP 发生聚集,生成大体积的散射粒子[图 4-2(f)]。缔合物的生成伴随着溶液颜色由酒红色变为蓝紫色[图 4-2(a),插图照片中 3],其吸收光谱在 650~850 nm 处呈现无特征吸收带的显著红移,峰强度降低、峰变宽,这正是 AuNPs 聚集的光谱特征。

4.3.2　RRS 光谱及 RRS 增强的原因

　　如图 4-3(a)所示,在测定条件下,AuNPs、Ab、Apt 和 EP 的 RRS 信号强度都很低;仅含有 AuNPs-EP、Ab-EP 或 Apt-EP 的体系,RRS 强度也很低。当 Apt-AuNPs-Ab 探针与 EP 反应后,测定体系的 RRS 强度显著增强,最大 RRS 峰位于 312 nm 处。由图 4-3(b)可知,RRS 信号的增强与 EP 的浓度成正比。据此建立了测定 EP 的高灵敏度 RRS 方法。

　　Apt-AuNPs-Ab-EP 缔合产物的吸收光谱和 RRS 光谱的比较如图 4-4 所示。可以看出,缔合产物 RRS 散射峰位于缔合物的吸收带附近,因此散射可以与光吸收发生共振,产生共振增强的散射效应,这是 RRS 增强的主要原因[12]。引起 RRS 增强的其他原因还包括散射粒子(缔合物分子)体积增大[13]及疏水性增加[14]。

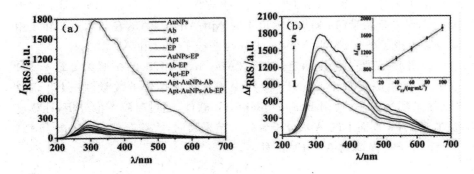

图 4-3　RRS 光谱

(a)测定体系;(b)Apt-AuNPs-Ab-EP,EP 浓度分别为(1~5):

20、40、60、80、100 ng·mL⁻¹

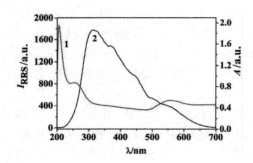

图 4-4　吸收光谱(1)和 RRS 散射光谱(2)的比较

4.3.3　测定条件的优化

优化测定条件时的实验方法、不同条件下 RRS 信号变化的原因与本书第 2 章 2.3.3 小节、第 3 章 3.3.3 小节所述类似,此处不再赘述,只给出相关实验结果。

Apt 浓度的影响如图 4-5(a)所示,RRS 强度(ΔI_{RRS})随着 Apt 浓度从 0.0 μM 增加到 50.0 μM 而逐渐增大,Apt 浓度大于 50.0 μM 后,ΔI_{RRS} 基本保持不变。因此,在后续试验中使用浓度为 50.0 μM 的 Apt,加入量为 10.0 μL。ΔI_{RRS} 随着 Ab 浓度增加而增加,Ab 浓度超过 5.0 μg·μL⁻¹ 后,ΔI_{RRS} 达到稳定[图 4-5(b)]。适宜的 Ab 浓度为 5.0 μg·μL⁻¹,加入量为 50.0 μL。

体系的 ΔI_{RRS} 在 pH 7.2～7.6 范围内保持相对稳定,因此,选择 pH 7.4 的 PBS 作为反应介质[图 4-5(c)]。探针浓度(以 AuNPs 计)在 0.080～0.10 nM 范围内时,体系的 ΔI_{RRS} 达到最大并保持稳定[图 4-5(d)]。因此,选择 0.092 nM 作为合适的探针浓度。随着反应时间增加,ΔI_{RRS} 逐渐增大,在 20 min 后达到最大,在 35 min 内保持稳定[图 4-5(e)],适宜的反应时间为 20 min。ΔI_{RRS} 随着温度的升高而增加,15～20 ℃时达到最大。当反应温度>25 ℃时,ΔI_{RRS} 迅速下降[图 4-5(f)]。这主要是由于反应温度过高会导致产物稳定性下降。因此,适宜的反应温度为 15～20 ℃。

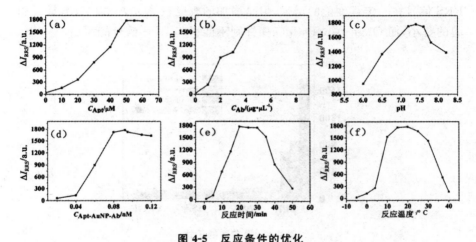

图 4-5　反应条件的优化

(a)Apt 的浓度;(b)Ab 的浓度;(c)pH;(d)Apt-AuNPs-Ab 的浓度;
(e)反应时间;(f)反应温度

4.3.4　方法的灵敏度

如图 4-3(b)所示,在优化的反应条件下,用一系列已知浓度的 EP 与探针反应,分别测定其 RRS 强度 ΔI。以 ΔI 为纵坐标,EP 浓度 c 为横坐标绘制标准曲线,线性回归方程为:$\Delta I = 11.87c + 586.2$(相关性系数 $R^2 = 0.9998$)。线性范围和检出限(LOD)分别为 20.0～100.0 ng·mL^{-1} 和 0.1 ng·mL^{-1}。

4.3.5　方法的选择性

为了考察方法的选择性,使用牛血清白蛋白(BSA)、人血清白蛋白(HSA)和血管内皮生长因子(VEGF)作为对照蛋白。如图 4-6 所示,即使在高浓度的对照蛋白质存在时,探针与蛋白混合物也检测不到明显的 RRS

信号。相反,在低浓度 EGFR 存在时,探针与蛋白结合也会导致 RRS 信号的明显增强。

此外,还比较了 Apt-AuNPs-Ab 探针与单一功能化的探针(Apt-AuNPs 和 Ab-AuNPs)以及随机序列 Oligo＋非特异性抗体 IgG 复合功能化探针(Oligo-AuNPs-IgG)的测定结果。Oligo 是一段随机 RNA 寡聚核苷酸序列,可作为 Apt 的阴性对照;IgG(抗人 IgG 抗体)不能特异性结合 EGFR,因此,用作 Ab 的阴性对照。

图 4-6 表明,与 EGFR 混合后,Apt-AuNPs 和 Ab-AuNPs 也可以导致 RRS 信号在一定程度上的增强,但是增加的幅度较 Apt-AuNPs-Ab 探针引起的要小,而 Oligo-AuNPs-IgG 探针则不能引起 RRS 信号的增加。

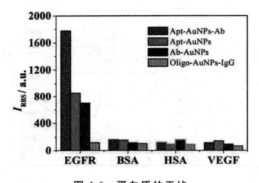

图 4-6　蛋白质的干扰

EGFR 浓度:100.0 ng・mL^{-1};BSA 浓度:1.0 mg・mL^{-1};

HSA 浓度:1.0 mg・mL^{-1};VEGF 浓度:1.0 mg・mL^{-1}

对于对照蛋白(BSA、HSA 和 VEGF),不论加入 Apt-AuNPs、Ab-AuNPs、Oligo-AuNPs-IgG 或 Apt-AuNPs-Ab,探针都不会导致 RRS 信号的显著增加。因此,所制备的复合功能化探针 Apt-AuNPs-Ab 具有高度的特异性。

4.3.6　分析应用

(1)细胞裂解液中 EGFR 的测定。

将 EGFR 过度表达的食管癌细胞 Eca109 作为测定 EGFR 的模型细胞;低表达 EGFR 的乳腺癌细胞(MDA-MB-435)作为对照细胞。按照第 3 章 3.3.5 节所述方法制备细胞裂解液,取适量裂解液与 Apt-AuNPs-Ab 探针作用,按照 4.2.7 节所述方法进行 RRS 分析,结果如图 4-7(a)。由图可知,Eca109 细胞裂解液与探针作用后可以检测到明显的 RRS 信号,而探针与 MDA-MB-435 细胞裂解液和仅含蛋白质提取试剂的试剂空白作用后未观察到显著的 RRS 信号。

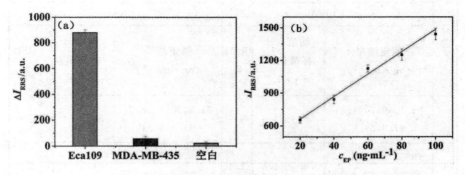

图 4-7　(a)探针与细胞裂解液作用的 RRS 强度;(b)RRS 强度与细胞裂解液中
EGFR 浓度之间的线性关系,误差线显示三次平行测定的标准偏差

为了考察 RRS 法检测细胞裂解液的灵敏度,制备了一系列已知 EP 浓度的 Eca109 细胞裂解液,与探针结合后进行 RRS 测定,结果如图 4-7(b)所示。当细胞裂解液中 EP 浓度在 $20.0\sim100.0$ ng·mL^{-1} 范围内时,RRS 强度与 EP 浓度呈线性相关。线性回归方程为:$\Delta I = 9.92c + 467.2$(相关性系数 $R^2 = 0.9937$),检测限为 0.5 ng·mL^{-1}。

为了验证 RRS 方法的可靠性,将 Eca109 细胞裂解物中 EP 浓度的测定结果与使用 ELISA 试剂盒(CS0080,Sigma,按照产品说明书提供的方法进行测定)获得的结果进行比较,发现两者之间具有良好的一致性(表 4-1),证明了 RRS 法检测实际样品的可行性。

表 4-1　RRS 和 ELISA 法测定 Eca109 细胞提取液中 EGFR 含量的结果比较

样品	方法					
	ELISA			RRS		
	测定结果 (ng·mL^{-1})	均值* ± 标准偏差 (ng·mL^{-1})	RSD %	测定结果 (ng·mL^{-1})	均值± 标准偏差 (ng·mL^{-1})	RSD %
1	22.9,24.1,24.1, 23.7,23.9	23.7±0.5	2.1	23.1,22.9,23.6, 22.9,23.4	23.2±0.3	1.3
2	25.7,25.5,25.5, 25.3,24.9	25.3±0.3	1.2	25.4,24.3,24.9, 25.1,24.7	24.9±0.4	1.6

续表

样品	方法					
	ELISA			RRS		
	测定结果 （ng・mL^{-1}）	均值*± 标准偏差 （ng・mL^{-1}）	RSD %	测定结果 （ng・mL^{-1}）	均值± 标准偏差 （ng・mL^{-1}）	RSD %
3	52.1,49.7,51.3, 47.9,52.3	50.6±1.9	3.7	51.2,50.5,48.2, 51.5,50.1	50.3±1.3	2.6
4	76.5,75.3,73.9, 76.1,72.1	74.7±1.8	2.4	72.8,73.1,76.9, 75.6,73.9	74.5±1.7	2.3
5	84.9,82.5,85.2, 84.1,82.1	83.6±1.4	1.7	85.1,84.4,83.0, 86.9,86.1	85.0±1.5	1.8

* 5 次平行测定的平均值（$n=5$）

（2）人血清中 EGFR 的测定。

对人血清样品进行了加标回收实验。向 EGFR 含量极低（<2.0 ng・mL^{-1}）的健康人血清样品中加入不同体积已知浓度的 EGFR 制备标准溶液，然后根据 4.2.7 节所述方法分析血清样品，结果如表 4-2 所示。测定结果的相对标准偏差（RSD）在 1.8%～2.4%，回收率介于 96.1%～103.8%，进一步说明了 RRS 法在实际样品测定中的准确性。

表 4-2　人血清中 EGFR 的加标回收实验结果（$n=5$）

测得量 （ng・mL^{-1}）	加标量 （ng・mL^{-1}）	测定结果 （ng・mL^{-1}）	均值*±标准偏 差（ng・mL^{-1}）	RSD （%）	回收率 （%）
1.3	30.0	31.9,32.6,33.1, 33.3,31.4	32.5±0.8	2.4	103.8
1.1	50.0	50.1,47.7,50.2, 48.5,49.2	49.1±1.1	2.1	96.1
1.2	70.0	72.3,69.2,71.8, 68.7,72.1	70.8±1.7	2.4	99.4
1.5	90.0	93.5,92.4,90.3, 92.5,89.5	91.7±1.7	1.8	100.2

* 5 次平行测定的平均值（$n=5$）

4.4　本章小结

在第 2 章和第 3 章分别介绍了基于 EGFR 抗体修饰的金纳米探针（C225-AuNPs）和 EGFR 核酸适配体修饰的金纳米探针（Apt-AuNPs）检测 EGFR 的 RRS 方法。本章介绍了基于 Ab＋Apt 复合功能化金纳米探针（Apt-AuNPs-Ab）的 EGFR 检测方法，3 种方法的比较见表 4-3.

表 4-3　基于 3 种探针的 RRS 法比较

探针	回归方程/ $(c/\text{ng} \cdot \text{mL}^{-1})$	线性范围/ $(\text{ng} \cdot \text{mL}^{-1})$	相关性系数/ (R^2)	检测限/ $(\text{ng} \cdot \text{mL}^{-1})$
C225-AuNPs	$\Delta I = 10.96c + 230.7$	30.0～130.0	0.9991	4.0
Apt-AuNPs	$\Delta I = 12.69c + 44.25$	30.0～110.0	0.9967	0.7
Apt-AuNPs-Ab	$\Delta I = 11.87c + 586.2$	20.0～100.0	0.9998	0.1

由表 4-3 可以看出，3 种方法在线性范围、相关性系数和检测限方面各有优势：C225-AuNPs 探针有较宽的线性范围和较好的相关性系数，但是检测限偏高；Apt-AuNPs 探针线性范围居中，检测限较低，但是相关性系数稍差；Apt-AuNPs-Ab 探针线性范围较窄，但是检测限最低，相关性系数最高。将 3 种探针的线性回归曲线进行比较，结果见图 4-8。

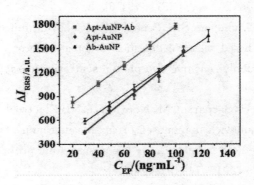

图 4-8　基于不同探针的 RRS 法对比

由图 4-8 可知，在相同的 EGFR 浓度下，使用 Apt-AuNPs-Ab 探针具有最高的 RRS 信号水平。因此，基于 Apt-AuNPs-Ab 探针的 RRS 法检测灵敏度最高,说明探针的特异性更强。复合功能化探针的高灵敏度是由于 Ab 及 Apt 对 EGFR 蛋白同时发挥高特异性结合作用,可以有效地实现对低浓度 EGFR 蛋白的识别与结合,起到了放大 RRS 信号的作用。

考虑到早期食管癌患者癌细胞数量很少,可供检测的 EGFR 蛋白浓度很低,因此在后续的癌细胞测定过程中,选择 Apt-AuNPs-Ab 作为细胞探针。

参考文献

[1] Tutkun L,Gunaydin E,Turk M,et al. Anti-epidermal growth factor receptor aptamer and antibody conjugated SPIONs targeted to breast cancer cells:a comparative approach[J]. Journal of Nanoscience and Nanotechnology,2017,17(3):1681-1697.

[2] Liang L,Su M,Li L,et al. Aptamer-based fluorescent and visual biosensor for multiplexed monitoring of cancer cells in microfluidic paper-based analytical devices[J]. Sensors and Actuators B:Chemical,2016,229:347-354.

[3] Ge L,Su M,Gao C,et al. Application of Au cage/Ru(bpy)$_3^{2+}$ nanostructures for the electrochemiluminescence detection of K562 cancer cells based on aptamer[J]. Sensors and Actuators B:Chemical,2015,214:144-151.

[4] Cao Z,Tong R,Mishra A,et al. Reversible cell-specific drug delivery with aptamer-functionalized liposomes[J]. Angewandte Chemie International Edition,2009,48(35):6494-6498.

[5] Lu W,Arumugam S R,Senapati D,et al. Multifunctional oval-shaped gold-nanoparticle-based selective detection of breast cancer cells using simple colorimetric and highly sensitive two-photon scattering assay[J]. ACS Nano,2010,4(3):1739-1749.

[6] Ilkhani H,Sarparast M,Noori A,et al. Electrochemical aptamer/antibody based sandwich immunosensor for the detection of EGFR,a cancer biomarker,using gold nanoparticles as a signaling probe[J]. Biosensors and Bioelectronics,2015,74:491-497.

[7] Niidome T,Nakashima K,Takahashi H,et al. Preparation of primary amine-modified gold nanoparticles and their transfection ability into cultivated cells[J]. Chemical Communications,2004(17):1978-1979.

[8] Neely A,Perry C,Varisli B,et al. Ultrasensitive and highly selec-

tive detection of Alzheimer's disease biomarker using two-photon Rayleigh scattering properties of gold nanoparticle[J]. ACS Nano, 2009, 3(9): 2834-2840.

[9] Liu X, Atwater M, Wang J, et al. Extinction coefficient of gold nanoparticles with different sizes and different capping ligands[J]. Colloids and Surfaces B: Biointerfaces, 2007, 58(1): 3-7.

[10] Pandey P, Singh S P, Arya S K, et al. Application of thiolated gold nanoparticles for the enhancement of glucose oxidase activity[J]. Langmuir, 2007, 23(6): 3333-3337.

[11] Lane R, Seo S S. Differentiation between anti-epidermal growth factor receptors antibody conjugated and unconjugated gold nanoparticles using attenuated total reflectance-fourier transform infrared spectroscopy[J]. Analytical Letters, 2013, 46(1): 196-206.

[12] Ma C, Zhang W, Su Z, et al. Resonance Rayleigh scattering method for the determination of chitosan using erythrosine B as a probe and PVA as sensitization[J]. Food chemistry, 2018, 239: 126-131.

[13] Li J, Yang X, Yang J, et al. Resonance Rayleigh scattering and resonance nonlinear scattering methods for the determination of nicardipine hydrochloride using eosin Y as a probe[J]. RSC Advances, 2016, 6(31): 25887-25893.

[14] Chen F, Peng J, Liu S, et al. The fluorescence and resonance Rayleigh scattering spectra study on the interactions of palladium(Ⅱ)-Nootropic chelate with Congo red and their analytical applications[J]. Spectrochimica Acta Part A: Molecular and Biomolecular Spectroscopy, 2017, 177: 41-48.

[15] Kotagiri N, Li Z, Xu X, et al. Antibody quantum dot conjugates developed via copper-free click chemistry for rapid analysis of biological samples using a microfluidic microsphere array system[J]. Bioconjugate Chemistry, 2014, 25(7): 1272-1281.

[16] Li R, Huang H, Huang L, et al. Electrochemical biosensor for epidermal growth factor receptor detection with peptide ligand[J]. Electrochimica Acta, 2013, 109: 233-237.

第5章 基于抗体-核酸适配体复合功能化金纳米探针的食管癌细胞共振瑞利散射光谱检测

5.1 引言

癌细胞检测是最为直接有效的肿瘤诊断方式,因为肿瘤的发生和发展与癌细胞的生成、增殖、分化和迁移等密切相关[1],而且癌细胞的出现远早于组织癌变,因此癌细胞检测在肿瘤的早期发现、早期诊断方面前景广阔。目前已有多种技术应用于癌细胞的检测领域,例如免疫磁珠法[2]、实时荧光定量逆转录-聚合酶链反应(RT-PCR)[3]、流式细胞术(FCM)[4]、电化学细胞传感器[5]、表面增强拉曼散射(SERS)[6]等。其中,FCM 灵敏度低,检测耗时;电化学法需要制备复杂的修饰电极,且电极再生困难,重现性差;SERS 和 RT-PCR 分析过程繁琐,选择性不高[7]。

癌症发生早期可供检测的癌细胞数量是十分有限的,因此,开发一种高灵敏度、高选择性且简便、快速的癌细胞检测方法十分必要[8]。RRS 是近年来兴起的一种新的光散射分析方法,被广泛应用于金属离子、生物大分子和药物等的测定[9-11]。近期,有文献报道利用叶酸修饰的金纳米粒子为细胞传感器,通过对癌细胞表面过度表达的叶酸受体的免疫识别,运用 RRS技术实现了对乳腺癌细胞的定量检测[7]。

EGFR 是食管癌的重要肿瘤标志物,在很多食管癌细胞表面存在过度表达现象。本书第 2 章至第 4 章的研究工作中,利用抗体和核酸适配体单独或复合修饰金纳米粒子,得到了 EGFR 的特异性检测探针,实现了对EGFR 蛋白的定量检测。由于某些癌细胞表面存在过度表达的 EGFR 蛋白,因此上述探针可以很方便地用于癌细胞的检测。然而,已有的研究表明[8],单独使用抗体修饰的探针检测癌细胞具有局限性。在癌症发展的早期阶段,癌细胞表面可供识别的特异性膜蛋白(肿瘤标志物)密度极低,影响了方法的灵敏度并容易导致漏检[12,13]。同样,核酸适配体功能化的金纳米探针受到适配体亲和力的影响,常常导致检测信号水平不高,限制了其对癌细胞的高灵敏度检测[12-14]。因此单独使用适配体或抗体功能化的细胞探针难以满足癌症早期诊断的需求。鉴于癌细胞表面蛋白的低密度、复杂性和多样性,为了提高检测的灵敏度和选择性,复合功能化细胞探针是一种理想的选择。

　　在前期研究工作基础上,本章将建立一种以抗体-核酸适配体复合功能化探针检测食管癌细胞的方法。以第 4 章中制备的 EGFR 抗体和核酸适配体复合功能化的金纳米粒子(Apt-AuNPs-Ab)为细胞探针,借助 C225 及 Apt 对癌细胞表面 EGFR 的双重靶向作用,实现探针对低浓度癌细胞的特异性识别并与之结合形成大体积的散射微粒。因 RRS 信号强度对散射粒子的聚集效应十分敏感,故探针与细胞的结合将引起体系散射信号的显著增加,从而实现对低浓度癌细胞的高灵敏度检测。

5.2　实验部分

5.2.1　实验试剂与仪器

　　实验试剂列于表 5-1。

表 5-1　实验试剂

试剂名称	分子式	规格	生产厂家
4′,6-二脒基-2-苯基吲哚二盐酸盐(DAPI)	$C_{16}H_{15}N_5 \cdot 2HCl$	分析纯	上海阿拉丁生化科技股份有限公司
罗丹明 6G	$C_{28}H_{31}N_2O_3Cl$	分析纯	上海阿拉丁生化科技股份有限公司
二甲基亚砜	C_2H_6OS	分析纯	Sigma-Aldrich
RPMI-1640 培养基	—	—	Sigma-Aldrich
胎牛血清	—	—	Thermo Fisher(Gibco)
胰酶细胞消化液	—	—	Sigma-Aldrich
青霉素-链霉素溶液	—	—	Sigma-Aldrich

实验仪器列于表 5-2。

表 5-2　实验仪器

设备名称	型号	生产厂家
荧光分光光度计	F-4600	日本日立（Hitachi）
超纯水机	Mini-PROTEAN	美国伯乐（Bio-Rad）
高速离心机	H1650-W/H1650W	湘仪
低速离心机	TL80-2	常州德杜精密仪器有限公司
CO_2 培养箱	Forma 3111	Thermo Scientific
显微镜	IX51	奥林巴斯（Olympus）
荧光显微镜	BX53	奥林巴斯（Olympus）
超净工作台	1300 A2	Thermo Scientific
压力蒸汽灭菌锅	HX09L-126	上海华线医用核子仪器有限公司
－80 ℃ 冰箱	TSE-240W	Thermo Scientific
数码成像系统	DP72	奥林巴斯（Olympus）

5.2.2　细胞探针的制备及表征

Apt-AuNPs-Ab 探针的制备及表征按照第 4 章 4.2 节所述方法进行。

5.2.3　细胞来源及处理

人食管癌细胞株 Eca109 购自北京协和医学院细胞资源中心（中国北京），人卵巢癌细胞 A2780 由长治医学院中心实验室惠赠。整个细胞培养过程严格遵守无菌操作原则,无菌细胞培养室及超净工作台每次操作前紫外灭菌 30 min。

1. 细胞复苏

预先打开恒温水浴,调节温度至 37 ℃。迅速从液氮罐中取出冻存细胞,置于恒温水浴中在短时间内融化,以防止水分渗入对细胞造成损害。室温下 800 r・min⁻¹ 离心 5 min 后除去上清液,用完全培养基重悬细胞。小心用移液枪吹打细胞使其均匀分散,以合适的细胞密度接种于细胞培养瓶中。培养条件:RPMI 1640 完全培养基,培养基含 10% 胎牛血清、$100~\mu g \cdot mL^{-1}$ 链霉素和 $100~U \cdot mL^{-1}$ 青霉素,在 37 ℃、5% CO_2 细胞培养箱中培养。24 h 后于显微镜下观察细胞状态,并更换细胞培养基。

2. 细胞传代

Eca109 和 A2780 细胞贴壁生长,当细胞密度达到 80% 左右时,进行细胞传代。弃去培养瓶中的培养基,用 2.0 mL PBS 轻柔冲洗细胞,再加入 1.0 mL 0.25% 胰酶消化液消化细胞。显微镜下观察细胞形态,当细胞回缩变成类圆形时,加入 1.0 mL 完全培养基终止消化。用移液枪轻轻吹打细胞形成细胞悬液,将悬液转移至离心管中 $1000~r \cdot min^{-1}$ 离心 5 min 后弃去上清。用适量完全培养基重新分散细胞,以适宜密度接种于培养瓶中置于培养箱中培养。24 h 后显微镜下观察细胞生长状态及贴壁情况。

3. 细胞冻存

以胎牛血清:完全培养基:DMSO=5:4:1 配制 1.0 mL 细胞冻存液。当细胞密度达到 80% 左右时,弃去培养瓶中培养基,用 2.0 mL PBS 轻柔冲洗细胞,再加入 1.0 mL 0.25% 胰酶消化液消化细胞。显微镜下观察细胞形态,当细胞回缩变成类圆形时,加入 1.0 mL 完全培养基终止消化。用移液枪轻轻吹打细胞形成细胞悬液,将悬液转移至离心管中 $1000~r \cdot min^{-1}$ 离心 5 min 后弃去上清。用细胞冻存液重悬细胞。每个冻存管中分别加入 1.0 mL 细胞悬液,封口膜密封管口。做好标记,包括细胞株名称和冻存日期。冻存管保存于梯度冻存盒内,放置在 -80 ℃ 冰箱,如需长期保存细胞,需将冻存管转移至液氮罐中。

5.2.4　探针与细胞结合及 RRS 检测

取对数生长期的细胞,弃去培养基,用少量 PBS 冲洗细胞。胰酶消化后离心除去上清,用 1.0 mL PBS 重新分散细胞得到细胞悬液,用细胞计数板进行计数。取适量 Apt-AuNPs-Ab 溶液置于 10.0 mL 比色管中,然后加入不同体积的细胞悬液,于 37 ℃ 水浴中孵育 30 min,用 PBS 稀释至刻度并混匀。在荧光分光光度计上于 $\lambda_{em} = \lambda_{ex}(\Delta\lambda = 0~nm)$ 进行同步扫描,记录体系的 RRS 光谱。测量体系的 RRS 强度(I_{RRS})和试剂空白在其最大波长(λ_{max})处的 I_{RRS}^0,$\Delta I_{RRS} = I_{RRS} - I_{RRS}^0$。

5.2.5　暗视野显微检测

取对数生长期的细胞,弃去培养基,用少量 PBS 冲洗细胞。胰酶消化后离心除去上清,用适量完全培养基重新分散细胞,以适当密度接种于预先放置了细胞爬片(ϕ25 mm,TC 处理)的 6 孔板中,置于 37 ℃,5％ CO_2 细胞培养箱中培养 24 h。取出 6 孔板观察细胞贴壁及生长情况,若细胞状态良好、密度适中,则吸去培养基,用 PBS 小心冲洗细胞 3 次,然后将细胞与Apt-AuNPs-Ab 探针在 37 ℃、5％ CO_2 细胞培养箱中共同孵育 30 min。孵育结束后,吸去探针液体,用少量 PBS 冲洗细胞以除去未反应的探针。取出细胞爬片,小心放置于载玻片上,用 Olympus BX53 显微镜观察暗视野显微(Dark field microscopy,DFM)图像。

使用暗视野显微镜时,需要移除 BX53 显微镜的明场聚光器并用暗场干式聚光器(NA 0.83～0.91)代替。暗场聚光器从样品底部提供非常窄的白光束,使用 40×物镜(UPlan FLN,NA 0.75)收集来自样品的散射光,其基本原理如图 5-1 所示:暗场聚光镜中央有遮光片,卤钨灯光束通过暗场聚光镜后,中心照明光束不进入显微镜物镜的光收集锥,物镜仅收集样品在侧光束照射下的散射光,这样就得到了一个暗的背景视场,同时可以观察到在黑暗背景中的明亮物体的图像。

使用 Olympus DP72 显微成像系统记录图像,并通过 Image-Pro 7.1 软件(Media Cybernetics)进行图像处理。

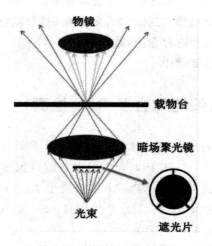

图 5-1　暗视野显微镜原理

5.2.6　荧光显微检测

1. 探针荧光标记

为考察探针是否与细胞结合,采用罗丹明 6G(Rhodamine 6G,Rh6G)对探针进行标记,荧光标记探针与细胞结合后,在荧光显微镜下进行观察。

将 10.0 μL 浓度为 100.0 μM Rh6G 溶液加入到 1.0 mL 的 Apt-AuNPs-Ab 溶液中,室温下孵育 30 min,在 10 000 r·min^{-1} 离心 10 min 收集 Rh6G 标记的探针,并用 PBS 洗涤沉淀 3 次以除去多余的 Rh6G,再用 1.0 mLPBS 重新分散探针。按 5.2.5 所述方法在预先放置了细胞爬片的 6 孔板中培养细胞,待细胞进入对数生长期,加入 Rh6G 标记的探针溶液与细胞在培养箱中共同孵育 30 min。孵育结束后,弃去培养基,用 PBS 冲洗细胞 3 次,以除去未结合探针。取出细胞爬片,小心放置于载玻片上,用 Olympus BX53 显微镜在荧光模式下,以 460~550 nm 激发波长进行检测。

2. 细胞核染色

用 4′,6-二脒基-2-苯基吲哚(DAPI)对 5.2.5 节培养的细胞进行直接染色或对与荧光标记探针作用后的细胞核进行复染。首先用 70% 冷乙醇固定细胞 30 min,然后加入适量浓度为 5.0 μg·mL^{-1} 的 DAPI 溶液染色 5 min,再用 PBS 冲洗细胞 2~3 次。取出细胞爬片,小心放置于载玻片上,用 Olympus BX53 显微镜在荧光模式下,以 330~400 nm 紫外激发检测细胞核的荧光。

5.3　结果与讨论

5.3.1　检测原理

测定原理如图 5-2 所示。Apt-AuNPs-Ab 探针的制备及表征按照第四章 4.2 节所述方法进行。半胱胺稳定的金纳米粒子 Cys-AuNPs 与巯基修饰的 Apt 通过 Au—S 键连接形成 Apt-AuNPs,然后 EGFR 抗体(Ab)通过戊二醛交联共价固定到 Apt-AuNPs 上得到抗体-核酸适配体复合功能化的金纳米细胞探针(Apt-AuNPs-Ab)。EGFR 过度表达的食管癌细胞与探针混合,探针通过 Apt 和 Ab 对细胞表面 EGFR 的特异性识别实现对癌细胞的靶向性结合。探针与细胞结合后形成大体积的散射粒子,导致 RRS 光谱的显著增强,由此可以建立基于复合功能化金纳米探针的食管癌细胞检测方法。

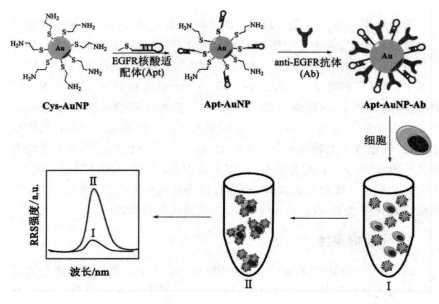

图 5-2　RRS 测定原理示意图

5.3.2　RRS 光谱

测定体系的 RRS 光谱如图 5-3(a)所示。由图可知,未修饰的金纳米粒子(Cys-AuNPs)、单一修饰(Apt-AuNPs 和 Ab-AuNPs)、复合修饰的金纳米探针(Apt-AuNPs-Ab)及细胞单独存在时的 RRS 强度均很低。当 Apt-AuNPs-Ab 探针与细胞在适宜条件下结合后,体系的 RRS 强度会显著增加,说明探针与细胞发生了特异性的识别反应并生成了散射粒子。与之相对应,在图 5-3(b)中可以看到,Apt-AuNPs-Ab 细胞探针的与未修饰的 Cys-AuNPs 都呈现出酒红色,说明金纳米粒子处于稳定的分散状态。当探针与 Eca109 细胞结合后,可以观察到体系颜色由酒红色变为蓝紫色,表明金纳米粒子在细胞表面发生了聚集[8]。

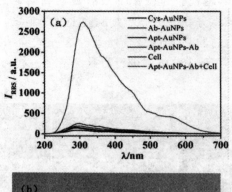

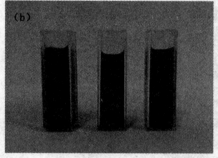

图 5-3　(a)测定体系的 RRS 光谱；(b)单独 Cys-AuNPs、单独 Apt-AuNPs-Ab

和 Apt-AuNPs-Ab＋Eca109 细胞的颜色变化(从左至右).

Apt-AuNPs-Ab 浓度：0.092 nM；细胞浓度：5.0×10^5 cell·mL^{-1}

5.3.3　显微检测

Eca109 细胞为过度表达 EGFR 的人食管癌细胞，不同探针与其作用后的暗视野显微(DFM)图像如图 5-4。图 5-4(a)是未加任何处理的 Eca109 细胞，在暗视野显微镜下可以观察到细胞的轮廓及来自细胞质和细胞膜中细胞器的暗黄色散射光[15]。当 Eca109 细胞与 Apt-AuNPs-Ab 探针在 37 ℃下孵育 30 min 后，由于探针与细胞表面的 EGFR 发生特异性结合，金纳米探针吸附于细胞膜上并聚集在细胞周围；在显微镜下可以观察到细胞膜由于聚集了大量金纳米探针而发出的金黄色散射光[图 5-4(d)]，说明探针可以特异性地识别 Eca109 细胞并与之发生结合。

作为对照，用相同的程序制备了对照探针 Oligo-AuNPs-IgG。Oligo 是一段随机 RNA 寡聚核苷酸序列，作为 Apt 的阴性对照；IgG(抗人 IgG 抗体)不能特异性结合 EGFR，作为 Ab 的阴性对照。将 Eca109 细胞与未进行修饰的 AuNPs[图 5-4(b)]及对照探针 Oligo-AuNPs-IgG[图 5-4(c)]在

37 ℃下孵育 30min,暗视野显微镜下没有观察到明显的金纳米粒子散射光,仅有少量的纳米粒子随机分布于细胞膜上及细胞之间,这可能是由于探针与细胞表面蛋白的非特异性结合所致。这一试验结果表明,只有 Apt-AuNPs-Ab 探针能与 Eca109 细胞进行特异性结合。

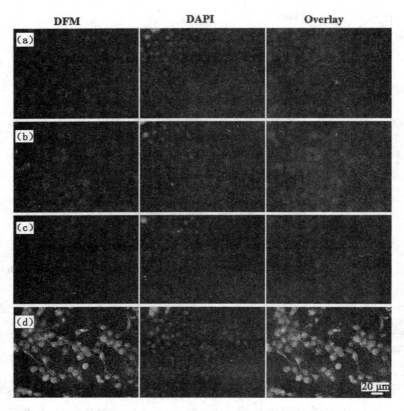

图 5-4   不同探针与 Eca109 细胞作用的暗视野显微图像.Eca109 细胞
在 6 孔板中培养,不加任何处理(a),或与 Cys-AuNPs(b),
Oligo-AuNPs-IgG(c),Apt-AuNPs-Ab(d)37 ℃下孵育 30 min.
细胞核用 DAPI 染色.所有图片标尺均为 20 μm

为了确认探针与 Eca109 细胞的结合,进一步采用荧光染料罗丹明 6G (Rh6G)对探针进行了荧光标记。按 5.2.6 节所述方法与 Eca109 细胞作用,并在荧光显微镜下观察,结果见图 5-5。图 5-5(a)为未加任何处理的 Eca109 细胞,没有观察到荧光信号,说明细胞本身没有荧光发射。图 5-5(b) 为 Eca109 细胞直接与 Rh6G 作用 30 min,孵育结束后用 PBS 冲洗细胞 3 次,可以看到细胞呈现明亮且均匀的荧光信号,说明 Rh6G 被均匀地吸附于细胞表面。Rh6G 标记的 Apt-AuNPs-Ab 探针与 Eca109 细胞作用的 DFM[图 5-5(c)]和荧光显微图像[图 5-5(d)]均表明荧光标记探针在细胞膜上发生了特异性吸附，并且由于细胞膜上 EGFR 并非均匀分布，因此探针的分布也是不均匀的（红色箭头所示）[1,16]。

　　上述结果表明，所制备的 Apt-AuNPs-Ab 探针可以特异性地靶向食管癌细胞 Eca109。

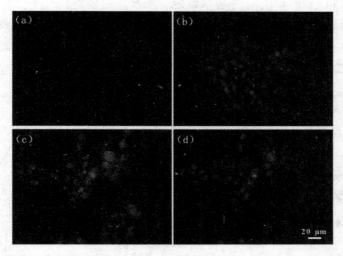

图 5-5　Eca109 细胞未加任何处理(a)和仅与罗丹明 6G 作用后的荧光显微图像；Eca109 细胞与 Apt-AuNPs-Ab 作用后的暗视野(c)及荧光(d)显微图像．所有图片标尺均为 20 μm.

5.3.4　反应条件优化

　　探针浓度（以 AuNPs 计）在 0.078~0.10 nM 范围内时，体系的 ΔI_{RRS} 达到最大并保持稳定[图 5-6(a)]。因此，选择 0.092 nM 作为合适的探针浓度。随着探针与细胞共同孵育时间的增加，ΔI_{RRS} 逐渐增大，并在 30 min 后达到最大，在 60 min 内保持稳定[图 5-6(b)]。继续延长孵育时间，由于细胞长时间离开最佳生存环境（37 ℃，5% CO_2），细胞活力下降从而影响与探针的结合效果，导致信号下降。因此，选择 30 min 作为最佳反应时间。

　　探针和细胞都需要在适宜的 pH 下才能稳定存在，因此反应介质的 pH 是影响测定的主要因素之一。如图 5-6(c)所示，当 pH 从 6.0 增加到 7.5 时，ΔI_{RRS} 强度增加，当 pH 进一步增加到 7.6 时，ΔI_{RRS} 强度下降。不同的

pH 环境下,探针及细胞表面的电荷发生变化,适宜的 pH 可以使纳米探针和靶细胞之间的亲和力增加,从而产生更大幅度的 ΔI_{RRS}。而酸性(pH≤7.0)或碱性(pH≥8.0)缓冲溶液都会破坏细胞及探针的稳定性,从而导致 ΔI_{RRS} 降低。因此,选择 pH7.4 的 PBS 缓冲溶液作为反应介质。

细胞的最适宜生存温度为 37 ℃,通常的细胞结合反应都在此温度下进行。如图 5-6(d)所示,ΔI_{RRS} 随着温度的升高而增加,37 ℃时达到最大,在 34～39 ℃范围内基本稳定。当反应温度>39 ℃时 ΔI_{RRS} 迅速下降。较低温度下,细胞的活力下降,与探针结合能力下降,结合速度变慢;较高温度下,细胞耐受性变差,发生凋亡破裂,不利于检测。因此,适宜的反应温度为 37 ℃。

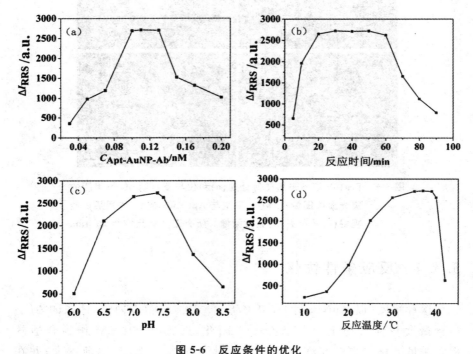

图 5-6　反应条件的优化

(a)Apt-AuNPs-Ab 的浓度;(b)反应时间;(c)pH;(d)反应温度

5.3.5　方法的灵敏度

如图 5-7 所示,在优化的反应条件下,用不同浓度的 Eca109 细胞与探针反应,分别测定其 RRS 强度 ΔI[图 5-7(a)]。以 ΔI 为纵坐标,细胞浓度的对数为横坐标绘制标准曲线,ΔI 与细胞浓度对数值 $\log[c_{Eca109}]$

在 $1.0 \times 10^2 \sim 5.0 \times 10^5$ cell·mL^{-1} 范围内呈线性关系[图 5-7(b)]，线性回归方程为 $\Delta I = 436.43 \log[c_{Eca109}] + 189.86$（相关性系数 $R^2 = 0.9953$）。方法检测限为 20 cell·mL^{-1}（以试剂空白信号标准差的 3 倍计算）。该方法的检测限低于通过测定细胞内活性氧对于肝癌细胞 HepG2 的 RRS 检测[17]，也低于使用叶酸受体功能化的氮掺杂石墨烯量子点对人胃癌细胞 MKN45 的 RRS 检测[18]。

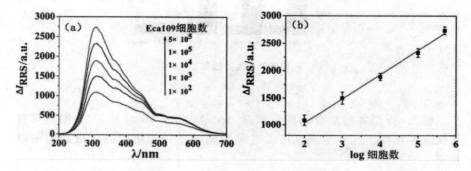

图 5-7　(a)不同浓度 Eca109 细胞(cell·mL^{-1})与 Apt-AuNPs-Ab 探针作用后的 RRS 强度；(b)RRS 强度与 Eca109 细胞数量对数的关系图

5.3.6　方法的选择性

为了考察 Apt-AuNPs-Ab 探针对人食管癌细胞 Eca109 的选择性，以低表达 EGFR 的人卵巢癌细胞 A2780 为对照细胞，将探针与细胞按 5.2.4 节所述方法共同孵育，并测定体系的 RRS 信号。如图 5-8 所示，在相同的细胞浓度下，Eca109 细胞与探针作用可以引起 RRS 信号的显著变化，而 A2780 细胞则不能。

此外，还比较了 Apt-AuNPs-Ab 探针与单一功能化的探针（Apt-AuNPs 和 Ab-AuNPs）以及对照探针（Oligo-AuNPs-IgG）的测定结果。图 5-8 表明，对于 Eca109 细胞，Apt-AuNPs 和 Ab-AuNPs 也可以导致 RRS 信号的增强，原因是探针可以在一定程度上与细胞结合，但是其 RRS 强度较 Apt-AuNPs-Ab 探针引起的要小，说明复合功能化可以有效地增加探针对细胞的识别能力；而 Oligo-AuNPs-IgG 探针与 Eca109 作用不能引起 RRS 信号的增加。对于 A2780 细胞，不论是 Apt-AuNPs、Ab-AuNPs 还是 Oligo-AuNPs-IgG 均不能引起 RRS 信号的明显改变。

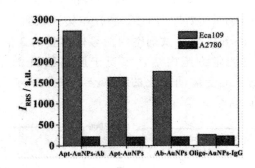

图 5-8 选择性实验

细胞浓度:5.0×10^5 cell·mL^{-1}

综上,所制备的复合功能化探针 Apt-AuNPs-Ab 对 Eca109 细胞具有高度的特异性。这一结果也可以通过细胞与探针作用后的显微测定加以验证。

用 Rh6G 标记的不同探针与 Eca109 细胞共同孵育,并用 DAPI 对细胞核进行染色,用 PBS 冲洗细胞除去未结合探针,荧光显微镜下观察结果见图 5-9。图 5-9(a)为未加探针的 Eca109 细胞,自身没有荧光信号。Rh6G 标记的 Apt-AuNPs-Ab 探针与细胞作用后可以观察到细胞表面出现红色荧光信号,说明探针与细胞发生了结合[图 5-9(d)]。用 Rh6G 标记的 AuNPs[图 5-9(b)]及对照探针 Oligo-AuNPs-IgG[图 5-9(c)]与细胞共同孵育,细胞表面没有红色荧光信号出现,表明只有 Apt-AuNPs-Ab 探针具有高度的特异性,可以用于细胞识别与检测。

将探针在相同条件下分别与 Eca109 细胞及 A2780 作用,并在显微镜下观察。DFM 结果(图 5-10)显示,Eca109 细胞与探针结合后,细胞表面聚集了大量探针,并伴随明亮的金黄色散射光[19,20]。而 A2780 细胞与探针作用后,DFM 检测并未发现细胞表面出现明显的散射光,仅有来自细胞质和细胞膜中细胞器的暗黄色散射光。

用 Rh6G 标记的 Apt-AuNPs-Ab 探针分别与 Eca109 细胞和 A2780 细胞作用,荧光显微结果(图 5-11)同样证实只有 Eca109 细胞表面结合了细胞探针,并发出红色荧光,而 A2780 细胞表面没有出现探针的荧光信号。

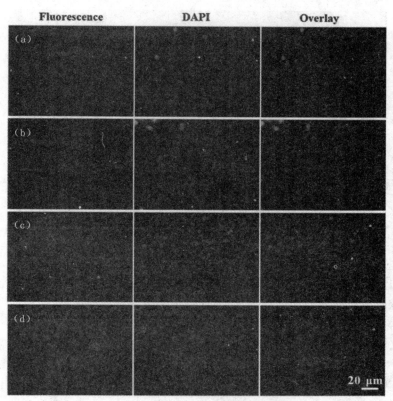

图 5-9　不同探针与 Eca109 细胞作用的荧光显微图像. Eca109 细胞不加
任何处理(a), 或与罗丹明 6G 标记的 AuNPs(b), 罗丹明 6G 标记
的 Oligo-AuNPs-IgG(c), 罗丹明 6G 标记的 Apt-AuNPs-Ab(d)37 ℃
下孵育 30 min. 细胞核用 DAPI 染色, 所有图片标尺均为 20 μm

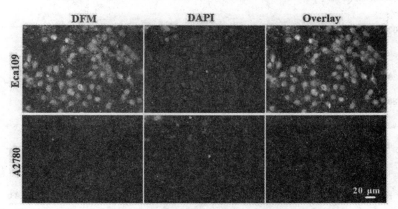

图 5-10　不同细胞与 Apt-AuNPs-Ab 探针作用后的暗视野
显微图像, 所有图片标尺均为 20 μm

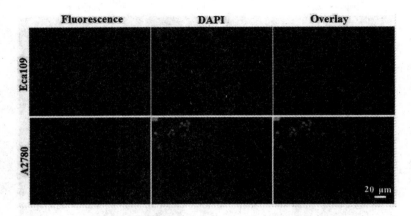

图 5-11 不同细胞与 Apt-AuNPs-Ab 探针作用后的荧光
显微图像,所有图片标尺均为 20 μm

以上结果表明,只有表面过度表达 EGFR 的癌细胞才能与 Apt-AuNPs-Ab 探针发生选择性的结合,说明探针对于细胞具有高度选择性[21]。

5.3.7 人血清样品中 Eca109 细胞的检测

为了考察所制备的 Apt-AuNPs-Ab 探针在实际样品检测中的作用,将其应用于人血清中 Eca109 细胞的检测。首先制备含有不同浓度 Eca109 细胞的人血清样本,不含 Eca109 的人血清作为试剂空白。然后将血清样本与探针按照 5.2.4 节所述方法混合并检测,结果如图 5-12(a),散射强度随细胞浓度增加而增大。

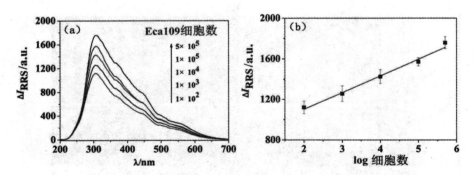

图 5-12 (a)人血清中不同浓度 Eca109 细胞(cell·mL^{-1})与 Apt-AuNPs-Ab
探针作用后的 RRS 强度;(b)RRS 强度与人血清中 Eca109 细胞数量
对数的关系图,误差线为三次重复测定的标准偏差

由图 5-12(b)可知，RRS 信号增强 ΔI 与细胞浓度对数值 $\log[c_{Eca109}]$ 在 $1.0\times10^2\sim5.0\times10^5$ cell·mL^{-1}范围内呈线性关系，线性回归方程为 $\Delta I=168\ \log[c_{Eca109}]+764.3$（相关性系数 $R^2=0.9879$），方法检测限为 30 cell·mL^{-1}（以试剂空白信号标准差的 3 倍计算）。试验结果表明，本方法对于实际血清样本中 Eca109 细胞的检测具有良好的灵敏度和较低的检测限。

实际样本检测中，采用标准加入法，向来自健康志愿者的人血清样品中加入不同浓度的 Eca109 细胞，然后按照 5.2.4 节所述方法加入探针并进行 RRS 测定，细胞浓度由图 5-12(b)所示线性回归曲线计算得到。由于细胞为个体，因此测定值只取整数部分。如表 5-3 所示，Eca109 细胞测定结果的回收率在 99.7%～100.5%，RSD 在 1.0%～4.4%，表明所开发的 RRS 方法可以用于检测实际样品中的 Eca109 细胞。

表 5-3　Eca109 细胞的加标回收实验结果($n=3$)

加标量 (cell·mL^{-1})	测定值 (cell·mL^{-1})	均值*±标准偏差 (cell·mL^{-1})	RSD %	回收率 (%)
200	191,208,204	201.0±8.9	4.4	100.5
2000	1923,2012,2044	1993.0±62.7	3.1	99.7
20 000	19 456,20 128,20 564	20 049.3±558.2	2.8	100.2
200 000	198 321,202 364,199 564	200 083.0±2070.9	1.0	100.0

* 3 次平行测定的平均值

5.4　本章小结

本章利用 Apt-AuNPs-Ab 探针实现了对人食管癌细胞 Eca109 的定量检测。Apt 和 Ab 的复合功能化为探针识别癌细胞提供了良好的特异性，探针与细胞的聚集反应可以引起 RRS 信号的显著增强。本方法具有很宽的线性检测范围($1.0\times10^2\sim5.0\times10^5$ cell·mL^{-1})，检测限可达 20 cell·mL^{-1}，具有简便、快速、灵敏、准确的特点，在实际样品检测方面具有应用潜力。此外，基于所提出的复合功能化研究策略，可以根据不同类型癌细胞的生物标志物特征，灵活地改变金纳米粒子表面的修饰配体，从而方便地实现多种类型癌细胞的定量检测。因此，本章开发的 RRS 细胞检测方法有可能为肿瘤细胞检测及相关研究提供一个高灵敏度、高特异性的平台。

参考文献

［1］ Wu P,Gao Y,Zhang H,et al. Aptamer-guided silver-gold bimetallic nanostructures with highly active surface-enhanced raman scattering for specific detection and near-infrared photothermal therapy of human breast cancer cells［J］. Analytical Chemistry,2012,84(18):7692-7699.

［2］ Wang H B,Guo Q,Li Y H,et al. Effects of minimally invasive esophagectomy and open esophagectomy on circulating tumor cell level in elderly patients with esophageal cancer［J］. World Journal of Surgery,2016,40(7):1655-1662.

［3］ Cheng J,Dong Q,Zeng X,et al. XRCC3 high expression predicts poor response to chemoradiation therapy for esophageal squamous cell carcinoma and protects cells from apoptosis induced by radiation through maintaining telomere stability［J］. International Journal of Radiation Oncology Biology Physics,2015,93(3):E515.

［4］ Narimatsu R,Patterson B K. High-throughput cervical cancer screening using intracellular human papillomavirus E6 and E7 mRNA quantification by flow cytometry［J］. American Journal of Clinical Pathology,2005,123(5):716-723.

［5］ Sun D,Lu J,Zhong Y,et al. Sensitive electrochemical aptamer cytosensor for highly specific detection of cancer cells based on the hybrid nanoelectrocatalysts and enzyme for signal amplification［J］. Biosensors and Bioelectronics,2016,75:301-307.

［6］ Ramya A N,Joseph M M,Nair J B,et al. New insight of tetraphenylethylene-based Raman signatures for targeted SERS nanoprobe construction toward prostate cancer cell detection［J］. ACS Applied Materials & Interfaces,2016,8(16):10220-10225.

［7］ Cai H H,Pi J,Lin X,et al. Gold nanoprobes-based resonance rayleigh scattering assay platform:Sensitive cytosensing of breast cancer cells and facile monitoring of folate receptor expression［J］. Biosensors and Bioelectronics,2015,74:165-169.

［8］ Lu W,Arumugam S R,Senapati D,et al. Multifunctional oval-shaped gold-nanoparticle-based selective detection of breast cancer cells using simple colorimetric and highly sensitive two-photon scattering assay［J］.

ACS Nano,2010,4(3):1739-1749.

[9] Li Y,Chen X,Zhang M,et al. Macromolecular aggregation of aqueous polyacrylic acid in the presence of surfactants revealed by resonance Rayleigh scattering[J]. Macromolecules,2008,41(13):4873-4880.

[10] Ou yang H,Li C,Liu Q,et al. Resonance Rayleigh scattering and sers spectral detection of trace Hg(II)based on the gold nanocatalysis[J]. Nanomaterials,2017,7(5):114.

[11] Li J,Wang J,Chang H,et al. Resonance Rayleigh scattering and resonance nonlinear scattering of the palladium(II)-acetazolamide chelate with eosin Y and their analytical application[J]. Spectroscopy Letters, 2017,50(9):494-500.

[12] Kang H S,Huh Y M,Kim S,et al. Isolation of RNA aptamers targeting HER-2-overexpressing breast cancer cells using cell-SELEX[J]. Bulletin of the Korean Chemical Society,2009,30(8):1827-1831.

[13] Mani V,Chikkaveeraiah B V,Patel V,et al. Ultrasensitive immunosensor for cancer biomarker proteins using gold nanoparticle film electrodes and multienzyme-particle amplification[J]. ACS Nano,2009,3 (3):585-594.

[14] Chen X,Esteévez M C,Zhu Z,et al. Using aptamer-conjugated fluorescence resonance energy transfer nanoparticles for multiplexed cancer cell monitoring[J]. Analytical Chemistry,2009,81(16):7009-7014.

[15] El-Sayed I H,Huang X,El-Sayed M A. Surface plasmon resonance scattering and absorption of anti-EGFR antibody conjugated gold nanoparticles in cancer diagnostics:applications in oral cancer[J]. Nano Letters,2005,5(5):829-834.

[16] Melancon M P,Lu W,Yang Z,et al. In vitro and in vivo targeting of hollow gold nanoshells directed at epidermal growth factor receptor for photothermal ablation therapy[J]. Molecular Cancer Therapeutics, 2008,7(6):1730-1739.

[17] Li A,Liu H,Ouyang P,et al. A sensitive probe for detecting intracellular reactive oxygen species via glutathione-mediated nanoaggregates to enhance Resonance Rayleigh scattering signals[J]. Sensors and Actuators B:Chemical, 2017,246:190-196.

[18] Soleymani J,Hasanzadeh M,Somi M H,et al. Targeting and sensing of some cancer cells using folate bioreceptor functionalized nitrogen-

doped graphene quantum dots[J]. International Journal of Biological Macromolecules,2018,118:1021-1034.

[19] Huang Y F,Lin Y W,Lin Z H,et al. Aptamer-modified gold nanoparticles for targeting breast cancer cells through light scattering[J]. Journal of Nanoparticle Research,2009,11(4):775-783.

[20] Melancon M P,Zhou M,Zhang R,et al. Selective uptake and imaging of aptamer-and antibody-conjugated hollow nanospheres targeted to epidermal growth factor receptors overexpressed in head and neck cancer[J]. ACS Nano,2014,8(5):4530-4538.

[21] Gao J,Huang X,Liu H,et al. Colloidal stability of gold nanoparticles modified with thiol compounds:bioconjugation and application in cancer cell imaging[J]. Langmuir,2012,28(9):4464-4471.

第6章 基于两种肿瘤标志物适配体探针的食管癌细胞共振瑞利散射光谱检测

6.1 引言

通常根据生物识别元素的种类和数目可将生物传感器可分为两种类型:竞争型和夹心型[1]。本书之前章节所使用的分析策略都属于竞争型结合,其特点在于原理简单,操作简便,并具有较好的灵敏度和准确性。夹心型也被形象地称为三明治型(Sandwich type),与竞争型分析相比,由于同时使用两种识别元素,与靶标的亲和力和特异性会更强[2]。但是夹心型分析的局限性在于不适合于小分子靶标的测定,因为小分子通常仅呈现一个抗原表位甚至是表位的一部分,无法提供多个结合位置与不同的识别元素进行结合[3]。对于体积和分子量较大的分析物质,夹心型测定具有明显的优势,因为两种识别元素同时用于靶标捕获和信号产生,可以识别大分子靶标上两个不同的区域,并且空间位阻较小,可以有效提高分析的灵敏度[4]。因此,夹心型分析被广泛应用于科学研究和临床诊断[5],其中最具代表性的就是酶联免疫吸附剂测定(Enzyme linked immunosorbent assay,ELISA)。ELISA 中两种抗体与抗原形成的夹心结构有助于最大限度地减少假阳性结果并达到超低的检测限[6],但 ELISA 等抗体依赖性检测方法的局限性在于并不是所有抗原都能找到结合不同表位的两种抗体[7]。

核酸适配体(Aptamer)的出现弥补了抗体依赖性检测的缺陷[8],SELEX技术可以帮助人们很方便地筛选并人工合成出结合不同抗原表位的Aptamer 序列。而且,Aptamer 的结合靶标涵盖了离子、小分子、蛋白质、细菌、细胞和组织,具有广泛的适用性[9]。基于 Aptamer 良好修饰性能的生物传感器已经与荧光、电化学、比色法、表面增强拉曼散射和表面等离子体共振等技术相结合,表现出了广阔的应用前景[10]。

本书第 4 章、第 5 章以食管癌肿瘤标志物 EGFR 为目标,用 EGFR 的抗体和核酸适配体同时修饰 AuNPs 得到了复合功能化的金纳米探针,并成功应用于食管癌细胞的 RRS 检测。但是,该平台只适用于 EGFR 过度表达的食管癌细胞类型,对 EGFR 低表达或其他肿瘤标志物过度表达的食管癌细胞检测无能为力。为了扩大 RRS 法检测食管癌细胞的范围,本章在 EGFR 基础上增加了另外一种肿瘤标志物 HER2 作为识别靶标。

HER2 与 EGFR 同属表皮生长因子受体家族,HER2 在很多类型的癌症中存在过度表达现象,例如乳腺癌、卵巢癌、胃癌、结直肠癌等[11]。据文献报道,超过 30% 的食管癌患者存在 HER2 的过度表达[12,13]。EGFR 和 HER2 已经被作为单克隆抗体药物的治疗靶点[14],Kawaguchi 等[15]的研究表明单克隆抗体药物联合治疗对食管癌患者的疗效与上述受体的表达强度相关,因此,EGFR 联合 HER2 是食管癌诊断和治疗的理想靶点。

本章使用 EGFR 核酸适配体(Apt 1)和 HER2 适配体(Apt 2)分别修饰 AuNPs 得到探针 Apt 1-AuNPs(简称 Probe Ⅰ)和 Apt 2-AuNPs(简称 Probe Ⅱ)。以 EGFR 过度表达的 Eca109 细胞、HER2 过度表达的 KYSE510 细胞、同时过度表达 EGFR 和 HER2 的 KYSE150 细胞为模型,考察了探针与不同细胞作用后的 RRS 光谱变化,建立了 Probe Ⅰ+Probe Ⅱ 混合探针定量测定食管癌细胞的 RRS 方法。

6.2　实验部分

6.2.1　实验试剂与仪器

实验试剂列于表 6-1,其余试剂同第 5 章。

表 6-1　实验试剂

试剂名称	结构式	规格	生产厂家
EGFR 核酸适配体 (55 个碱基,5′端 生物素修饰)	5′-Biotin-CCGCTTTATTGTTAAT TAAGTTTTATATTTCGCACAA CACACAACAATCAATATC-3′	—	上海生工生物 工程有限公司
HER2 核酸适配体 (47 个碱基, 5′端生物素修饰)	5′-Biotin-GCAGCGGTGTGGGGGC AGCGGTGTGGGGGCAGCGGTGT GGGGTTTTT-3′	—	上海生工生物 工程有限公司
链霉亲和素	$C_{14}H_{17}BrClNO_2S$	—	Sigma

续表

试剂名称	结构式	规格	生产厂家
对照序列 1 （DNA 1,55 个碱基, 5′端生物素修饰）	5′-Biotin-AAAAAACCTGCAAAT CCGTAAAGGGTTTCGTATTTG GAACCAACCTTAAGCTAGT-3′	—	上海生工生物 工程有限公司
对照序列 2 （DNA 2,47 个碱基, 5′端生物素修饰）	5′-Biotin-TTAACCAATTTTTCGG GGAAACTACTGACTCAGTAAG GTTTACTGGG-3′	—	上海生工生物 工程有限公司

6.2.2 测定原理

细胞探针的制备原理如图 6-1(a)所示。首先,通过柠檬酸钠还原法制备金纳米粒子（AuNPs）,然后将链霉亲和素（Streptavidin, SA）修饰到 AuNPs 表面得到 SA-AuNPs;利用亲和素-生物素的高特异性结合,将生物素化的核酸适配体（Biotin-Apt）连接到 SA-AuNPs 上得到细胞探针（Probe）。

RRS 测定的原理如图 6-1(b)所示。探针与待测细胞在一定条件下混合,由于探针表面修饰的 Apt 与细胞表面的标志物蛋白发生特异性结合,探针可以靶向识别癌细胞;同时,癌细胞之间通过探针桥联发生聚集,生成散射粒子,进而引起 RRS 信号的增强,由此可以建立定量检测癌细胞的 RRS 方法。

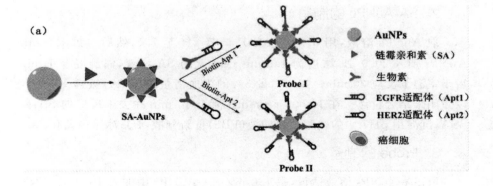

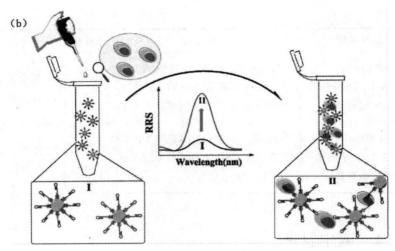

图 6-1 测定原理示意图

6.2.3 探针的制备和表征

1. AuNPs 的制备

在文献方法[16]基础上加以改进,用柠檬酸钠还原 $HAuCl_4$ 溶液制备 AuNPs。具体为:将 50.0 mL 浓度为 1.0 mM 的 $HAuCl_4$ 溶液加热至沸腾 15 min,然后在剧烈搅拌下,迅速加入 5.0 mL 浓度为 38.8 mM 的柠檬酸钠溶液。溶液在 20 s 内变为深蓝色,并在 60 s 后变为酒红色。在溶液颜色保持不变后继续加热回流 20 min,冷却至室温后,将制备的 AuNPs 溶液在 4 ℃冰箱内储存以供下一步使用。

2. SA-AuNPs 的制备

取 AuNPs 溶液,用 0.2% K_2CO_3 调节 pH 至 7.1,然后向每 1.0 mL AuNPs 加入 20.0 μL 浓度为 1.0 mg·mL^{-1} 的 SA 溶液,涡旋混合 1 min 后于室温下反应 30 min。加入适量 5% 的牛血清蛋白(BSA)振摇 10 min,以封闭未结合位点。在 12 000 r·min^{-1} 离心 30 min 除去未反应的 SA 和 BSA,沉淀用 pH7.4 的磷酸盐缓冲液(PBS)重新分散,4 ℃冰箱内储存。

3. Probe 的制备

取 SA-AuNPs 溶液适量,每 1.0 mL SA-AuNPs 中加入 10.0 μL 浓度为 100.0 μM 的生物素化的 EGFR 核酸适配体(Biotin-Apt 1)或者生物素化的 HER2 核酸适配体(Biotin-Apt 2)溶液,室温下反应 30 min,分别得到靶向

EGFR 的探针 Probe Ⅰ 和靶向 HER2 的探针 Probe Ⅱ,在 12 000 r·min^{-1} 离心 30 min 除去未结合的 Biotin-Apt,沉淀用 pH7.4 PBS 重新分散,4 ℃ 冰箱内储存。

4. 探针的表征

UV-Vis:取 AuNPs、SA-AuNPs、Probe 及测定体系溶液各 1.0 mL,用 pH7.4 PBS 稀释至 5.0 mL,以 PBS 为参比,在紫外可见分光光度计上测定样品的吸收光谱并记录吸光度值。

SDS-PAGE:将一定体积的待分析样品上样至 12% 的 PAGE 凝胶中,进行电泳,取出凝胶并用 GelRed 或考马斯亮蓝染色。用 Amersham Imager 600 凝胶成像系统扫描凝胶,并使用 Image Quant TL 8.1 软件进行定量分析。

TEM:用涂覆有碳载体膜的铜网(200 目)制备 TEM 样品,将 1 滴纳米颗粒溶液滴在放置于滤纸上的铜网上,挥干溶剂即得。

6.2.4　细胞来源及处理

人食管癌细胞株 KYSE150(同时过度表达 EGFR 和 HER2)、KYSE510(HER2 过度表达)购自中国科学院上海生命科学研究院细胞资源中心;人食管癌细胞株 Eca109(EGFR 过度表达)购自北京协和医学院细胞资源中心(中国北京);小鼠胚胎成纤维细胞 NIH3T3(EGFR 和 HER2 低表达)由长治医学院中心实验室惠赠。KYSE150、KYSE510 及 Eca109 细胞培养条件:RPMI 1640 完全培养基,培养基含 10% 胎牛血清、100 μg·mL^{-1} 链霉素和 100 U·mL^{-1} 青霉素,在 37 ℃、5% CO$_2$ 细胞培养箱中培养。NIH3T3 细胞培养条件:DMEM 培养基,培养基含 10% 胎牛血清、100 μg·mL^{-1} 链霉素和 100 U·mL^{-1} 青霉素,在 37 ℃、5% CO$_2$ 细胞培养箱中培养。具体操作同第五章 5.2.3 小节。

6.2.5　探针与细胞结合及 RRS 检测

取对数生长期的细胞,弃去培养基,用少量 PBS 冲洗细胞。胰酶消化后离心除去上清,用 1.0 mL PBS 重新分散细胞得到细胞悬液,用细胞计数板进行计数。取 1.0 mL Probe Ⅰ 溶液置于 10.0 mL 比色管中,先加入不同体积的细胞悬液,然后再加入 1.0 mL Probe Ⅱ 溶液,轻摇混匀。混合液于 37 ℃ 水浴中孵育 20 min 后,用 PBS 稀释至 5.0 mL 并小心混匀。在荧光分光光度计上于 $\lambda_{em} = \lambda_{ex}$($\Delta\lambda = 0$ nm)进行同步扫描,记录体系的 RRS 光谱。测量体系的 RRS 强度(I_{RRS})和试剂空白在其最大波长(λ_{max})处的 I_{RRS}^0，$\Delta I_{RRS} = I_{RRS} - I_{RRS}^0$。

6.2.6 暗视野显微检测

取对数生长期的细胞,弃去培养基,用少量 PBS 冲洗细胞。胰酶消化后离心除去上清,用适量完全培养基重新分散细胞,以适当密度接种于预先放置了细胞爬片(ϕ25 mm,TC 处理)的 6 孔板中,置于 37 ℃、5% CO_2 细胞培养箱中培养 24 h。取出 6 孔板观察细胞贴壁及生长情况,若细胞状态良好、密度适中,则吸去培养基,用 PBS 小心冲洗细胞 3 次,然后将细胞分别与 Probe Ⅰ、Probe Ⅱ 及 Probe Ⅰ+Probe Ⅱ 探针在 37 ℃、5% CO_2 细胞培养箱中共同孵育 30 min。孵育结束后,吸去探针溶液,用少量 PBS 冲洗细胞以除去未反应的探针。取出细胞爬片,小心放置于载玻片上,用配备了暗视野聚光器的 Olympus BX53 显微镜观察暗视野显微(DFM)图像。

6.3 结果与讨论

6.3.1 探针的表征

AuNPs 的吸收光谱[图 6-2(a)]显示在 520 nm 处具有吸收峰,说明制备得到了良好分散的球形 AuNPs。透射电子显微镜(TEM)[图 6-3(a)]结果显示制得的 AuNPs 平均粒径为 13.0±2.25 nm,均匀分散。

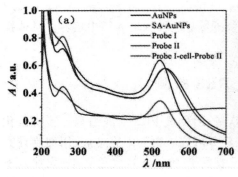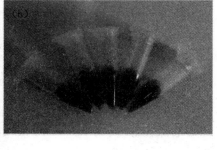

图 6-2 (a)测定体系的吸收光谱;(b)AuNPs、SA-AuNPs、Probe Ⅰ、Probe Ⅱ 和
Probe Ⅰ-KYSE150-Probe Ⅱ 的颜色变化(从左至右)
细胞浓度:5.0×10⁴ cell·mL⁻¹,pH7.4

　　AuNPs 的浓度可以根据文献[17]提供的方法根据下式结合粒径和吸光度进行计算：

$$c = A_{450}/\varepsilon_{450}$$

其中，c 是 AuNPs 的浓度；A_{450} 是 AuNPs 在 $\lambda = 450$ nm 处的吸光度；ε_{450} 是摩尔吸光系数。TEM 显示合成的 AuNPs 的直径为约 13 nm，因此，根据文献，$\varepsilon_{450}(d = 13$ nm$)$ 为 1.39×10^8 $M^{-1} \cdot cm^{-1}$。从 AuNPs 的吸收光谱[图 6-2(a)]可知 A_{450} 为 0.504。因此 AuNPs 的浓度约为：

$$c = A_{450}/\varepsilon_{450} = 0.504/(1.39 \times 10^8) = 3.6 \text{ nM}$$

　　与之类似，由图 6-2(a) Probe Ⅰ、Probe Ⅱ吸收曲线可知，二者 A_{450} 约为 0.365，据此可以计算得到两种探针的浓度均为 2.6 nM。

　　从图 6-2(a)可知，当 AuNPs 被 SA 修饰后，其吸收峰位置红移 4～524 nm。SA-AuNPs 与 Biotin-Apt 结合得到 Probe 后，其吸收峰位置分别位于 536 nm（Probe Ⅰ）及 532 nm（Probe Ⅱ）。上述吸收峰的红移可能是由于修饰过程中 AuNPs 表面介电常数的变化及 AuNPs 表面吸附层厚度改变所致[18]，峰强度下降则是由于离心分离过程中的金纳米粒子损失。在表面修饰后未观察到吸收峰的显著增宽，表明颗粒没有发生明显聚集。TEM 结果[图 6-3(b),(c),(d)]也证实在探针制备过程中，没有发生纳米粒子的聚集。

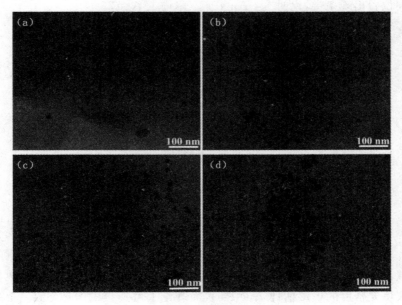

图 6-3　TEM 照片

(a)AuNPs；(b)SA-AuNPs；(c)Probe Ⅰ；(d)Probe Ⅱ

当探针与细胞混合后,其吸收光谱发生大范围的红移,并且伴随特征峰的消失[图 6-2(a)],表明纳米粒子发生了聚集[19]。图 6-2(b)显示,AuNPs、SA-AuNPs、Probe Ⅰ、Probe Ⅱ 溶液颜色基本一致,呈现酒红色,表明金纳米粒子处于均匀分散状态,而 Probe Ⅰ-KYSE150-Probe Ⅱ 溶液颜色变为蓝紫色,说明探针与细胞结合,金纳米粒子发生了聚集。

通过 SDS-PAGE 对探针进行了表征。图 6-4(a)用考马斯亮蓝染色,泳道 1 是蛋白质分子量标准;泳道 4 为 AuNPs,无蛋白质条带;泳道 2 为 SA,在 66 kDa 处出现 1 条蛋白质条带(SA 分子量约为 66 kDa);泳道 3 为 SA-AuNPs,在与 SA 相同位置出现了蛋白质条带,说明 SA 被连接到 AuNPs 表面。

图 6-4(b)和(c)用 GelRed 进行染色。图 6-4(b)为 Probe Ⅰ 的电泳图片,其中泳道 1 是 DNA ladder,用来标记 Apt 的碱基数目;泳道 2 为 SA-AuNPs、泳道 5 为 AuNPs,均不显示条带;泳道 3 为 EGFR 核酸适配体 Apt 1,在 55 bases 处出现条带(Apt 1 含 55 个碱基);泳道 4 为 Probe Ⅰ,在与 Apt 1 相同位置出现条带,说明 SA-AuNPs 上修饰了 Apt 1。图 6-4(c)为 Probe Ⅱ 的电泳图片,其中泳道 1 是 DNA ladder;泳道 2 为 SA-AuNPs、泳道 5 为 AuNPs,均不显示条带;泳道 3 为 HER2 核酸适配体 Apt 2,在 47 bases 处出现条带(Apt 2 含 47 个碱基);泳道 4 为 Probe Ⅱ,在与 Apt 2 相同位置出现条带,说明 SA-AuNPs 上修饰了 Apt 2。

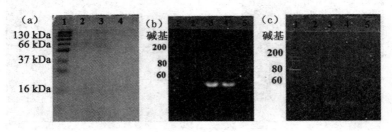

图 6-4 SDS-PAGE 凝胶电泳

(a)SA-AuNPs(1:蛋白质分子量标准,2:SA,3:SA-AuNPs,4:AuNPs);
(b)Probe Ⅰ(1:DNA ladder,2:SA-AuNPs,3:Apt 1,4:ProbeⅠ,5:AuNPs);
(c)Probe Ⅱ(1:DNA ladder,2:SA-AuNPs,3:Apt 2,4:Probe Ⅱ,5:AuNPs)

SA 的流体力学直径约为 5 nm[20,21],根据文献[22]提供的方法,将 SA 模拟为圆柱体(直径 5 nm),并假设其在 AuNPs 上为径向组装以形成具有最大填充密度的单层估计 AuNPs 表面理论上可连接的 SA 个数。根据上述假设,可以计算 SA 的投影面积:

$$A_{SA} = \pi r^2 = 3.14 \times \left(\frac{5.0}{2}\right)^2 = 19.6 \ nm^2$$

金纳米粒子的表面积为：

$$A_{AuNPs} = 4\pi r^2 = 4 \times 3.14 \times \left(\frac{13}{2}\right)^2 = 530.7 \text{ nm}^2$$

因此，AuNPs 表面可以连接 SA 的个数为：

$$\frac{A_{AuNPs}}{A_{SA}} = \frac{530.7}{19.6} = 27$$

因此，如果 AuNPs 完全被 SA 覆盖，那么表面应该有 27 个 SA 分子。SA 是四聚体蛋白，具有以 D2 对称排列的四个相同亚基，并且每个亚基都具有生物素的结合位点，而 SA 结合于 AuNPs 表面，导致其中两个位点被隐藏，因此预期每个 SA 分子最多可与两个 Biotin-Apt 分子发生结合[23]，据此可以估计每个 AuNPs 粒子理论上最多可能结合约 54 个 Apt 分子。

按照第 3 章 3.3.1 节所述方法，使用 Image Quant TL 软件，通过凝胶图像分析，计算连接在 AuNPs 表面上的 Apt 分子数量。结果表明，Probe Ⅰ 中每个 AuNPs 上大约有 48 个 Apt 1 分子；Probe Ⅱ 中每个 AuNPs 上大约有 51 个 Apt 2 分子，与理论模拟结果基本吻合。Probe Ⅱ 连接 Apt 数量较多可能是由于 Apt 2 的碱基数目小于 Apt 1，因此单个 Apt 2 分子体积较小所致。

6.3.2　RRS 光谱

测定体系的 RRS 谱图如图 6-5 所示。由图 6-5（a）可知，未修饰的 AuNPs、SA-AuNPs、单独的探针、单独的细胞均具有较弱的 RRS 信号。而当探针与不同的细胞作用时会出现不同的结果：

（1）当探针与相应的细胞作用时，如 Probe Ⅰ 表面修饰了 EGFR 特异性的 Apt，可与过度表达 EGFR 蛋白的 Eca109 细胞发生特异性结合，引起 RRS 信号的显著增加。修饰了 HER2 Apt 的 Probe Ⅱ 探针与过度表达 HER2 的 KYSE510 细胞之间也存在同样的情况，这一点与本书第 3 章的研究结果一致，说明 Apt 修饰的 AuNPs 探针可以特异性地与靶蛋白结合，从而实现对癌细胞的定量检测。

（2）因为探针可以分别与细胞表面不同的蛋白位点相作用，Probe Ⅰ 和 Probe Ⅱ 探针可以与同时过度表达 EGFR 和 HER2 两种蛋白的食管癌细胞 KYSE150 发生结合，并在很大程度上引起 RRS 信号的增加。同时还发现，在 RRS 强度方面：Probe Ⅰ-KYSE150＜Probe Ⅰ-Eca109，Probe Ⅱ-KYSE150＜Probe Ⅱ-KYSE510。说明探针具有很强的特异性，与过度表达对应标志物的细胞类型作用更强，这可能是由于单一标志物过度表达细胞可以提供更多的识别位置。

（3）探针与对应标志物低表达的细胞作用，如 Probe I 与 EGFR 低表达的食管癌细胞 KYSE510、Probe II 与 HER2 低表达的 Eca109 细胞几乎不会发生结合，其 RRS 信号水平仍旧很低，说明探针对细胞具有高度的选择性。

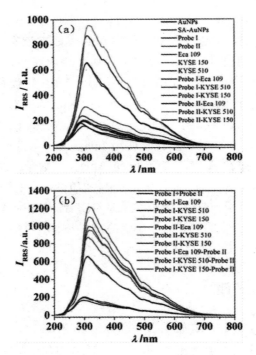

图 6-5 单一探针测定体系的 RRS 光谱(a)；
夹心型测定体系的 RRS 光谱(b)

细胞浓度：100 cell · mL^{-1}

由图 6-5(b)可知，两种探针简单混合（Probe I ＋Probe II）不会引起 RRS 信号的变化；而运用两种探针的混合分析对不同细胞的作用也不相同：

（1）混合探针对于同一类型细胞的作用要强于单一探针。从图中可以看出 RRS 强度：Probe I -Eca109＜Probe I -Eca109-Probe II ，Probe II -KYSE510＜Probe I -KYSE510-Probe II ，Probe I -KYSE150＜Probe I -KYSE150-Probe II ，Probe II -KYSE150＜Probe I -KYSE150-Probe II ，说明混合探针分析较单一探针的测定具有更高的灵敏度。其原因可能是由于细胞虽然只明显地过度表达某种标志物，但也可能存在其他标志物的少量表达，而两种探针同时作用可以结合更多的癌细胞，从而起到信号放大作用。

　　(2)夹心型结构对于测定同时表达两种标志物的细胞类型具有更好的效果。从图中发现 RRS 强度:Probe Ⅰ-Eca109-Probe Ⅱ<Probe Ⅰ-KYSE150-Probe Ⅱ,Probe Ⅰ-KYSE510-Probe Ⅱ<Probe Ⅰ-KYSE150-Probe Ⅱ。这应该是由于 KYSE150 细胞同时过度表达 EGFR 和 HER2 两种蛋白,可以向不同探针提供合适的结合位点,形成夹心型结构,进而形成大体积的散射微粒;而 Eca109 和 KYSE510 细胞只能提供有限的靶点供探针结合,不利于夹心型结构的生成。

　　(3)混合探针分析可以检测的细胞类型更多,既可以是过度表达某一种标志物的细胞,也可以是同时表达两种标志物的细胞。

　　RRS 测定结果表明,利用两种探针的混合分析策略能够有效地提高分析的灵敏度,而且可以扩大检测方法的使用范围。

6.3.3　暗视野显微检测

　　图 6-6～图 6-8 分别是人食管癌细胞 Eca109、KYSE510 和 KYSE150 与不同探针作用的 DFM 分析结果。其中,图 6-6(a)为不加任何处理的细胞,图 6-6(b)为细胞与 AuNPs 作用,图 6-6(c)为细胞与 Probe Ⅰ 作用,图 6-6(d)为细胞与 Probe Ⅱ 作用,图 6-6(e)为细胞与 Probe Ⅰ ＋Probe Ⅱ 共同作用。由图可知,未加处理的细胞暗视野显微镜下可以观察到细胞的轮廓及来自细胞质和细胞膜中细胞器的暗黄色散射光[24]。仅加入未修饰的 AuNPs,细胞状态没有明显变化,说明 AuNPs 与细胞几乎不发生作用。

　　从图 6-6 可以看出,Eca109 细胞与 Probe Ⅰ[图 6-6(c)]及 Probe Ⅰ＋Probe Ⅱ[图 6-6(e)]作用,由于探针与细胞表面的 EGFR 发生特异性结合,金纳米探针吸附于细胞膜上并聚集在细胞周围;在显微镜下可以观察到细胞膜由于聚集了大量金纳米探针而发出的金黄色散射光。说明探针可以特异性地识别 Eca109 细胞并与之发生结合。而 Eca109 细胞与 Probe Ⅱ[图 6-6(d)]作用,由于探针无法与细胞结合,因此没有出现金纳米粒子的散射光。

　　由图 6-7 可知,KYSE510 细胞与 Probe Ⅱ[图 6-6(d)]及 Probe Ⅰ＋Probe Ⅱ[图 6-6(e)]作用,由于探针与细胞表面的 HER2 发生特异性结合,金纳米探针吸附于细胞膜上并聚集在细胞周围;在显微镜下可以观察到金黄色散射光。说明探针可以特异性地识别 KYSE510 细胞并与之发生结合。而 KYSE510 细胞与 Probe Ⅰ[图 6-6(c)]作用,由于探针无法与细胞结合,因此没有出现金纳米粒子的散射光。

　　通过图 6-8 可知,与上述两种细胞不同,由于 KYSE150 细胞同时过度表达 EGFR 和 HER2,因此其与 Probe Ⅰ[图 6-6(c)]、Probe Ⅱ[图 6-6(d)]和 Probe Ⅰ＋Probe Ⅱ[图 6-6(e)]作用后都观察到了明显的金黄色散射光,说明细胞可以同时与两种探针发生特异性结合。

　　综上,DFM 的分析结果表明,3 种类型的癌细胞都可以与 Probe Ⅰ＋Probe Ⅱ探针发生特异性结合,这与 RRS 测定的结果相一致。

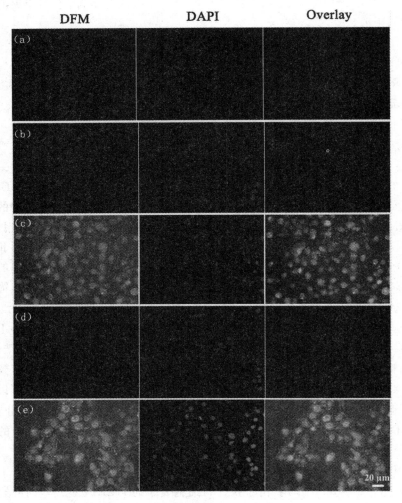

图 6-6　不同探针与 Eca109 细胞作用的暗视野显微图像 . Eca109 细胞不加任何处理(a),或与 AuNPs(b),Probe Ⅰ(c), Probe Ⅱ(d),Probe Ⅰ＋Probe Ⅱ(e)37 ℃下孵育 30 min. 细胞核用 DAPI 染色,所有图片标尺均为 20 μm

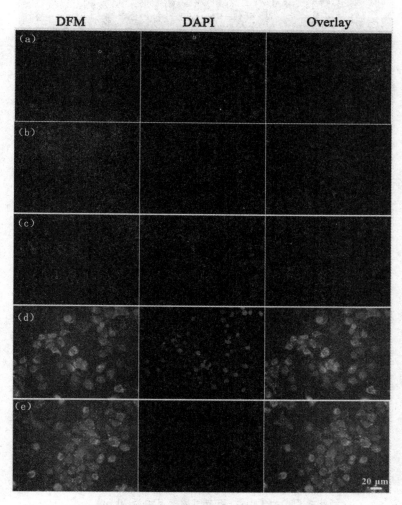

图 6-7　不同探针与 KYSE510 细胞作用的暗视野显微图像. KYSE510
　　　　不加任何处理(a),或与 AuNPs(b),Probe Ⅰ(c),Probe Ⅱ(d),
　　　　Probe Ⅰ＋Probe Ⅱ(e)37 ℃下孵育 30 min. 细胞核用 DAPI
　　　　染色,所有图片标尺均为 20 μm

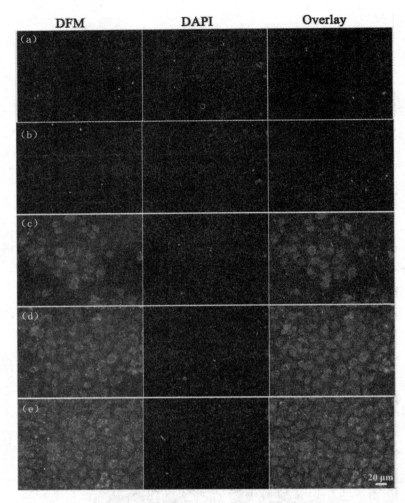

图 6-8　不同探针与 KYSE150 细胞作用的暗视野显微图像. KYSE150
细胞不加任何处理(a),或与 AuNPs(b),Probe Ⅰ(c),
Probe Ⅱ(d),Probe Ⅰ＋Probe Ⅱ(e)37 ℃下孵育 30 min.
细胞核用 DAPI 染色,所有图片标尺均为 20 μm

6.3.4　反应条件优化

　　由于探针与 KYSE150 细胞作用的 RRS 信号强度最高,因此以
KYSE150 细胞与 Probe Ⅰ＋Probe Ⅱ探针作用体系为模型,对反应条件进
行了优化。

首先考察了探针配比对于测定的影响。加入探针的总体积固定为2.0 mL，改变两种探针的比例（Probe Ⅰ：Probe Ⅱ＝3∶1,2∶1,1∶1,1∶2,1∶3）分别与细胞作用，测定其RRS强度，结果如图6-9（a）。结果表明当两种探针配比为1∶1,即等体积加入时，体系的RRS强度增加值ΔI_{RRS}达到最大。使用其余几种配比都会导致信号强度的下降，原因可能是其余配比存在某种探针不足的情况，不利于夹心型结构的形成。因此，后续试验中采用两种探针等体积加入的方式。

探针与细胞混合后，在20 min左右ΔI_{RRS}达到最大，并在40 min内保持稳定[图6-9（b）]。继续延长孵育时间，细胞活力下降，与探针的结合效果变差，导致信号强度降低。因此，选择20 min作为最佳反应时间。

在pH7.4的PBS介质中体系的ΔI_{RRS}强度最大[图6-9（c）]，原因是由于pH会对探针表面的Apt活性产生影响，另外细胞的适宜生存环境也在pH7.4左右，因此pH7.4的PBS缓冲溶液可以作为适宜的反应介质。

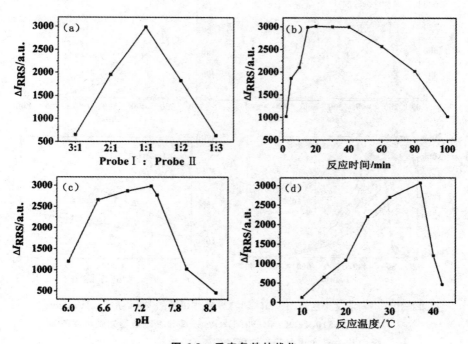

图6-9　反应条件的优化

（a）探针配比；（b）反应时间；（c）pH；（d）反应温度

体系的 ΔI_{RRS} 随着温度升高而增加,37 ℃时达到最大。当反应温度＞39 ℃时 ΔI_{RRS} 迅速下降[图 6-9(d)]。细胞的最适宜生存温度为 37 ℃,此时细胞活力最佳,有利于结合反应。低温或高温下,细胞不耐受,活力下降甚至死亡,无法与探针结合。因此,适宜的反应温度为 37 ℃。

6.3.5　方法的灵敏度

在优化的反应条件下,用不同浓度的细胞与 Probe Ⅰ＋Probe Ⅱ探针反应,分别测定其 RRS 强度 ΔI。图 6-10 分别为不同浓度 Eca109(a)、KYSE510(b)及 KYSE150(c)细胞与探针作用后的 RRS 谱图,由图可知测定体系的最大散射波长出现在 325 nm 处,且 3 种细胞在一定范围内细胞浓度的对数值与 RRS 信号强度成正比。

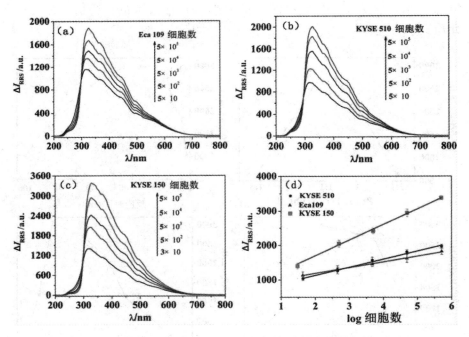

图 6-10　不同浓度细胞(cell·mL^{-1})与探针作用后的 RRS 强度(a)Eca109,
　　　　(b)KYSE510,(c)KYSE150(d)RRS 强度与细胞数量对数的关系图,
　　　　误差线为三次重复测定的标准偏差

以 ΔI 为纵坐标,细胞浓度的对数 $\log[c]$ 为横坐标绘制标准曲线,相关参数见表 6-2。

表 6-2　标准曲线相关参数

细胞类型	回归方程 （c/cell · mL^{-1}）	线性范围 （cell · mL^{-1}）	相关性系数（R^2）	检测限/3σ （cell · mL^{-1}）
Eca109	$\Delta I = 176.3\log[c] + 858.9$	$5.0\times10 \sim 5.0\times10^5$	0.9952	15
KYSE510	$\Delta I = 267.9\log[c] + 526.9$	$5.0\times10 \sim 5.0\times10^5$	0.9914	18
KYSE150	$\Delta I = 465.6\log[c] + 738.1$	$3.0\times10 \sim 5.0\times10^5$	0.9975	12

由表 6-2 可以看出，3 种细胞都存在良好的线性关系，其中 KYSE150 细胞线性范围更宽，检测限更低。

6.3.6　方法的选择性

为了考察探针的特异性，采用两条随机序列作为核酸适配体的对照序列，DNA1 代替 EGFR 核酸适配体 Apt1、DNA2 代替 HER2 核酸适配体 Apt2，通过 6.2.3 节方法用随机序列修饰金纳米粒子得到对照探针 Control 1 和 Control 2。

为了考察探针对细胞的选择性，以同时低表达 EGFR 和 HER2 的小鼠胚胎成纤维细胞 NIH3T3 为对照，将细胞与探针按 6.2.5 节所述方法共同孵育，并测定体系的 RRS 信号，结果见图 6-11，由图可知：

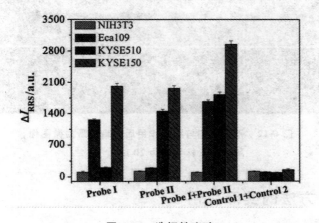

图 6-11　选择性实验

细胞浓度：5.0×10^4 cell · mL^{-1}

（1）随机 DNA 序列修饰的探针与细胞作用并不能引起 RRS 信号的增加，而 Apt 修饰的探针与相应细胞结合则会导致 RRS 信号的显著增加，说明 Apt 修饰探针具有较强的特异性。

（2）NIH3T3 细胞与所有探针结合都不会导致 RRS 的增加，说明探针对细胞具有选择性，只有细胞膜表面过度表达相应标志物蛋白的细胞，才能与相应的探针发生结合。

上述结果通过 DFM 测定得到了验证。将探针在相同条件下分别与不同类型细胞作用，并在显微镜下观察。DFM 结果（图 6-12）显示，Eca109、KYSE510 和 KYSE150 细胞与探针结合后，细胞表面聚集了大量探针，并伴随明亮的金黄色散射光[18,19]；而 NIH3T3 细胞与探针作用后，DFM 检测并未发现细胞表面出现明显的散射光，仅有来自细胞质和细胞膜中细胞器的暗黄色散射光。

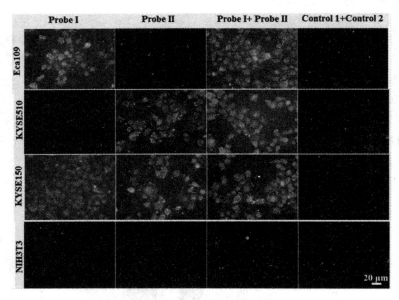

图 6-12　不同细胞与探针作用后的暗视野显微图像，
所有图片标尺均为 20 μm

6.3.7　方法的实际应用

以不含癌细胞的人血清样本为空白，采用标准加入法，向空白血清中加入不同浓度的癌细胞，然后按照 6.2.5 节所述方法，将制备的血清样本与探针结合，并测定其 RRS 强度，通过 6.3.5 节中的回归方程计算细胞浓度，由于细胞为个体,因此测定结果只取整数部分。每份样品平行测定 3 次,然后计算回收率及 RSD％。

表 6-3、6-4 和 6-5 分别为血清样本中 Eca109、KYSE510 级 KYSE150 细胞的加标回收实验结果,回收率在 97.0％～102.2％,RSD 在 1.1％～4.9％,说明血清的基质效应对于 RRS 法测定其中的癌细胞影响不大,所建立的方法可以用于血清样本中癌细胞的定量检测。

表 6-3　Eca109 细胞的加标回收实验结果($n＝3$)

加标量 （cell·mL^{-1}）	测定值 （cell·mL^{-1}）	均值*±标准偏差 （cell·mL^{-1}）	RSD ％	回收率 （％）
100	96,102,94	97.3±4.2	4.3	97.0
1000	1047,1011,984	1014.0±31.6	3.1	101.4
10 000	10 361,9941,10 354	10 218.7±240.5	2.4	102.2
100 000	98 442,99 125,101 552	99 706.3±1634.5	1.6	99.7

＊3 次平行测定的平均值

表 6-4　KYSE510 细胞的加标回收实验结果($n＝3$)

加标量 （cell·mL^{-1}）	测定值 （cell·mL^{-1}）	均值±标准偏差 （cell·mL^{-1}）	RSD ％	回收率 （％）
100	97,104,96	99.0±4.4	4.4	99.0
1000	1077,1011,977	1021.7±50.8	4.9	102.1
10 000	10 387,9827,10 123	10 112.3±280.2	2.8	101.1
100 000	98 654,100 817,99 841	99 770.6±1083.2	1.1	99.8

表 6-5　KYSE150 细胞的加标回收实验结果($n＝3$)

加标量 （cell·mL^{-1}）	测定值 （cell·mL^{-1}）	均值±标准偏差 （cell·mL^{-1}）	RSD ％	回收率 （％）
100	98,102,98	99.3±2.3	2.3	99.0
1000	968,955,990	971.0±17.7	1.8	97.1
10 000	9887,9987,10 166	10 013.3±141.4	1.4	100.1
100 000	101 506,100 981,98 823	100 436.7±1421.9	1.4	100.4

6.4　本章小结

本章以肿瘤标志物 EGFR 和 HER2 为靶标,分别用 EGFR 核酸适配体 (Apt1)和 HER2 核酸适配体(Apt2)修饰金纳米粒子得到探针 Probe Ⅰ 和 Probe Ⅱ。Probe Ⅰ 对 EGFR 有特异性识别作用,Probe Ⅱ 对 HER2 有特异性识别作用。选择了 3 种食管癌细胞:EGFR 过度表达的 Eca109 细胞、HER2 过度表达的 KYSE510 细胞、同时过度表达 EGFR 和 HER2 的 KYSE150 细胞分别与上述探针作用,结果表明修饰了特定 Apt 的探针可以与过度表达对应蛋白的细胞发生作用,并引起 RRS 信号的改变。由于 KYSE150 细胞同时表达两种蛋白,因此可以同时与 Probe Ⅰ 和 Probe Ⅱ 结合,生成夹心型结构。细胞通过探针的连接发生聚集,生成大体积的散射粒子,从而引起 RRS 信号的增加,由此建立了基于 Probe Ⅰ-cell-Probe Ⅱ 夹心型结构的癌细胞 RRS 检测方法。

同时还发现 Probe Ⅰ ＋Probe Ⅱ 混合探针也可以用于 Eca109 及 KYSE510 细胞的定量检测,其原因是:

(1)本论文第 3 章的研究已经表明,Apt 修饰的金纳米探针可以与特定的肿瘤标志物发生特异性结合,而 Eca109 及 KYSE510 细胞存在不同类型标志物的过度表达现象,因此可以与对应探针发生结合,细胞在探针的作用下也可以发生聚集得到散射粒子,引起 RRS 信号的增加。

(2)癌细胞过度表达某种肿瘤标志物并不意味着细胞膜表面只存在一种蛋白,实际上癌细胞表面的蛋白类型往往是多种多样的,只是表达水平各不相同。根据文献报道,Eca109 细胞表面也存在少量的 HER2 蛋白表达[27],而 KYSE510 细胞也存在少量的 EGFR 表达[28],因此,Probe Ⅰ ＋Probe Ⅱ 混合探针与这两种细胞作用也会存在与 KYSE150 类似的夹心型结构产生,只是数量较少,但也有助于 RRS 信号的增强。

因此,本章制备的两种探针可以适用于不同类型癌细胞的定量检测,这对于食管癌的早期诊断具有重要意义。因为食管癌患者体内可能同时存在不同类型的癌细胞,如果用单一靶标的探针进行检测,势必会造成部分癌细胞的漏检,甚至出现假阴性结果,导致漏诊。多靶标的混合探针检测同时靶向不同类型的癌细胞,一方面可以有效地提高癌细胞的检出率,降低漏诊风险;另一方面不同细胞与探针作用后的 RRS 信号叠加,可以在一定程度上增加检测信号强度,提高检测的灵敏度。

参考文献

［1］ Qin S,Chen N,Yang X,et al. Development of dual-aptamers for constructing sandwich-type pancreatic polypeptide assay［J］. ACS Sensors,2017,2(2):308-315.

［2］ Rubio M J,Svobodová M,Mairal T,et al. β-Conglutin dual aptamers binding distinct aptatopes［J］. Analytical and Bioanalytical Chemistry,2016,408(3):875-884.

［3］ Toh S Y,Citartan M,Gopinath S C B,et al. Aptamers as a replacement for antibodies in enzyme-linked immunosorbent assay［J］. Biosensors and Bioelectronics,2015,64:392-403.

［4］ Yang C,Spinelli N,Perrier S,et al. Macrocyclic host-dye reporter for sensitive sandwich-type fluorescent aptamer sensor［J］. Analytical Chemistry,2015,87(6):3139-3143.

［5］ Gosling J P. A decade of development in immunoassay methodology［J］. Clinical Chemistry,1990,36(8):1408-1427.

［6］ Schweitzer B,Roberts S,Grimwade B,et al. Multiplexed protein profiling on microarrays by rolling-circle amplification［J］. Nature Biotechnology,2002,20(4):359-365.

［7］ Vanderlugt C L,Miller S D. Epitope spreading in immune-mediated diseases:implications for immunotherapy［J］. Nature Reviews Immunology,2002,2(2):85-95.

［8］ Csordas A T,Jørgensen A,Wang J,et al. High-throughput discovery of aptamers for sandwich assays［J］. Analytical Chemistry, 2016, 88(22): 10842-10847.

［9］ Cengiz Ozalp V,Kavruk M,Dilek O,et al. Aptamers:molecular tools for medical diagnosis［J］. Current Topics in Medicinal Chemistry,2015,15(12):1125-1137.

［10］ Famulok M,Mayer G. Aptamer modules as sensors and detectors［J］. Accounts of Chemical Research,2011,44(12):1349-1358.

［11］ Takehana T,Kunitomo K,Kono K,et al. Status of c-ErbB-2 in gastric adenocarcinoma:A comparative study of immunohistochemistry,fluorescence in situ hybridization and enzyme-linked immune-sorbent assay［J］. International Journal of Cancer,2002,98(6):833-837.

［12］Mimura K,Kono K,Hanawa M,et al. Frequencies of HER-2/neu expression and gene amplification in patients with oesophageal squamous cell carcinoma[J]. British Journal of Cancer,2005,92(7):1253-1260.

［13］Mimura K,Kono K,Maruyama T,et al. Lapatinib inhibits receptor phosphorylation and cell growth and enhances antibody-dependent cellular cytotoxicity of EGFR-and HER2-overexpressing esophageal cancer cell lines[J]. International Journal of Cancer,2011,129(10):2408-2416.

［14］Slamon D J,Leyland-Jones B,Shak S,et al. Use of chemotherapy plus a monoclonal antibody against HER2 for metastatic breast cancer that overexpresses HER2[J]. New England Journal of Medicine,2001,344(11):783-792.

［15］Kawaguchi Y,Kono K,Mimura K,et al. Targeting EGFR and HER-2 with cetuximab-and trastuzumab-mediated immunotherapy in oesophageal squamous cell carcinoma[J]. British Journal of Cancer,2007,97(4):494-501.

［16］Turkevich J,Stevenson P C,Hillier J. A study of the nucleation and growth processes in the synthesis of colloidal gold[J]. Discussions of the Faraday Society,1951,11:55-75.

［17］Haiss W,Thanh N T K,Aveyard J,et al. Determination of size and concentration of gold nanoparticles from UV-Vis spectra[J]. Analytical Chemistry,2007,79(11):4215-4221.

［18］Anker J N,Hall W P,Lyandres O,et al. Biosensing with plasmonic nanosensors[J]. Nature Materials. 2008,7:442-453.

［19］Jiang Y,Zhao H,Zhu N,et al. A simple assay for direct colorimetric visualization of trinitrotoluene at picomolar levels using gold nanoparticles[J]. Angewandte Chemie International Edition,2008,47(45):8601-8604.

［20］Häussling L,Michel B,Ringsdorf H,et al. Direct observation of streptavidin specifically adsorbed on biotin-functionalized self-assembled monolayers with the scanning tunneling microscope[J]. Angewandte Chemie International Edition in English,1991,30(5):569-572.

［21］Weber P C,Ohlendorf D H,Wendoloski J J,et al. Structural origins of high-affinity biotin binding to streptavidin[J]. Science,1989,243(4887):85-88.

［22］Yeo E L L,Chua A J S,Parthasarathy K,et al. Understanding aggregation-based assays: nature of protein corona and number of epitopes on antigen matters[J]. RSC Advances, 2015, 5(20): 14982-14993.

[23] D'Agata R, Palladino P, Spoto G. Streptavidin-coated gold nanoparticles: critical role of oligonucleotides on stability and fractal aggregation[J]. Beilstein Journal of Nanotechnology, 2017, 8: 1-11.

[24] El-Sayed I H, Huang X, El-Sayed M A. Surface plasmon resonance scattering and absorption of anti-EGFR antibody conjugated gold nanoparticles in cancer diagnostics: applications in oral cancer[J]. Nano Letters, 2005, 5(5): 829-834.

[25] Huang Y F, Lin Y W, Lin Z H, et al. Aptamer-modified gold nanoparticles for targeting breast cancer cells through light scattering[J]. Journal of Nanoparticle Research, 2009, 11(4): 775-783.

[26] Melancon M P, Zhou M, Zhang R, et al. Selective uptake and imaging of aptamer-and antibody-conjugated hollow nanospheres targeted to epidermal growth factor receptors overexpressed in head and neck cancer[J]. ACS Nano, 2014, 8(5): 4530-4538.

[27] Guo X F, Zhu X F, Yang W C, et al. An EGFR/HER2-bispecific and enediyne-energized fusion protein shows high efficacy against esophageal cancer[J]. PloS One, 2014, 9(3): e92986.

[28] Guo X, Li S, Zhu X, et al. Lapatinib in combination with paclitaxel plays synergistic antitumor effects on esophageal squamous cancer[J]. Cancer Chemotherapy and Pharmacology, 2018, 82(3): 383-394.

第 7 章　总结与展望

7.1　总结

我国是食管癌的高发国家,由于临床症状的非特异性及癌症筛查手段的局限,许多食管癌患者确诊时已为晚期,错过了最佳的治疗时机,患者的预后较差,5 年生存率低。因此早发现、早诊断、早治疗是减轻患者痛苦,改善预后,提高生存率的有效途径。本书研究的目的在于探索并建立食管癌肿瘤标志物及肿瘤细胞的检测方法,为早期食管癌的诊断提供新的手段。结合前期研究工作基础,选择共振瑞利散射(RRS)作为检测手段,用抗体和核酸适配体功能化的金纳米粒子作为检测探针,实现了对食管癌肿瘤标志物及肿瘤细胞的定量检测,并取得了以下主要结论:

(1)以食管癌肿瘤标志物 EGFR 为目标,用 EGFR 抗体 C225 修饰金纳米粒子得到检测探针 Ab-AuNPs,利用 C225 和 EGFR 之间的抗体-抗原免疫识别,开发了用于 EGFR 检测的 RRS 方法。对探针的形成、探针与 EGFR 作用及 RRS 增强的机理进行了探讨。将方法用于人血清样品和细胞裂解物中的 EGFR 检测,结果准确可靠。因此,所提出的 RRS 方法在临床实际样品检测方面具有应用价值。

(2)用 EGFR 的核酸适配体修饰金纳米粒子得到 Apt-AuNPs 探针,考察了探针与 EGFR 结合后的 RRS 光谱特征,建立了基于 Apt-AuNPs 探针的 EGFR 检测方法。将方法应用于实际样品检测并与经典的 ELISA 方法进行对比,经过 t 检验,RRS 所得结果与 ELISA 测定结果具有良好的一致性。说明 RRS 法具有良好的选择性、高度的特异性,测定结果准确可靠,可以用于实际样品中 EGFR 的含量测定。

(3)将 EGFR 的抗体及核酸适配体同时修饰到金纳米粒子表面,得到了一种复合功能化探针 Apt-AuNPs-Ab。通过探针与 EGFR 的结合,建立了一种基于复合功能化传感器的 RRS 方法,用于 EGFR 的高选择性、高灵敏度检测。比较了 Ab-AuNPs、Apt-AuNPs 和 Apt-AuNPs-Ab 3 种探针对 EGFR 的检测效果,结果表明:3 种 RRS 方法在线性范围、相关性系数和检测限方面各有优势。Ab-AuNPs 探针有较宽的线性范围和较好的相关性系数,但是检测限偏高;Apt-AuNPs 探针线性范围居中,检测限较低,但是相关性系数稍差;Apt-AuNPs-Ab 探针线性范围较窄,但是检测限最低,相关性系数最高。

由于 Apt-AuNPs-Ab 探针对 EGFR 具有较高的灵敏度,考虑到癌症发生早期癌细胞数量很少,可供检测的 EGFR 蛋白浓度很低,因此选择 Apt-AuNPs-Ab 作为探针,用于食管癌细胞的 RRS 检测。

(4)以 Apt-AuNPs-Ab 为细胞探针,Apt 和 Ab 的复合功能化为探针识别癌细胞提供了良好的特异性,探针与细胞的聚集反应可以引起 RRS 信号的显著增强。方法具有很宽的线性检测范围($1.0 \times 10^2 \sim 5.0 \times 10^5$ cell $\cdot$ mL^{-1}),检测限可达 20 cell $\cdot$ mL^{-1},为低浓度食管癌细胞的高灵敏度检测提供了方法选择。

(5)Apt-AuNPs-Ab 探针的检测靶标单一,只适用于 EGFR 过度表达的食管癌细胞类型,无法实现对 EGFR 低表达或其他肿瘤标志物过度表达的食管癌细胞检测。为了扩大 RRS 法检测食管癌细胞的范围,在 EGFR 基础上增加了另外一种肿瘤标志物 HER2 作为识别靶标。用 EGFR 核酸适配体(Apt 1)和 HER2 适配体(Apt 2)分别修饰 AuNPs 得到探针 Apt 1-AuNPs(Probe Ⅰ)和 Apt 2-AuNPs(Probe Ⅱ)。以 EGFR 过度表达的 Eca109 细胞、HER2 过度表达的 KYSE510 细胞、同时过度表达 EGFR 和 HER2 的 KYSE150 细胞为模型,考察了探针与不同细胞作用后的 RRS 光谱变化,建立了 Probe Ⅰ+Probe Ⅱ 混合探针定量测定食管癌细胞的 RRS 方法。研究结果表明:基于两种探针混合的 RRS 方法,可以实现人血清中 Eca109、KYSE510 和 KYSE150 3 种不同类型癌细胞的检测,扩展了食管癌细胞 RRS 检测平台的应用范围。

7.2 展望

本书在食管癌肿瘤标志物和肿瘤细胞的 RRS 检测方面做了一些探索性的研究工作,取得了初步的研究成果,但是还有很多问题需要进行深入的研究和探讨:

(1)本书的研究结果表明 Ab 和 Apt 对金纳米粒子的功能化可以得到具有高选择性和灵敏度的检测探针。但是目前的探针制备采用了随机自组装的方法,无法对 Ab 和 Apt 的结合数目及配比进行调控,因此也无法考察配体分子结合数量、配体分子比例对于测定的影响。下一步的研究将尝试实现 Ab 和 Apt 在金纳米粒子上的可控修饰,并考察所得探针的 RRS 检测效果。

(2)要将所建立的 RRS 方法应用于临床样本的检测,最大的障碍在于待测样本的复杂性,这对检测方法的特异性和抗干扰性提出了很高的要求。本书虽然在研究过程中进行了一些抗干扰试验,但是与真实样本的复杂情况相比还是远远不够的,后续的研究中需要对方法的抗干扰性能进行进一步的优化。

(3)本书仅针对 EGFR 和 HER2 两种食管癌肿瘤标志物及相应肿瘤细胞进行了一些研究,而食管癌肿瘤标志物和肿瘤细胞的种类繁多,寻找特异性更高的肿瘤标志物以提高 RRS 检测的灵敏度、扩展 RRS 检测适用的食管癌细胞范围等都将是下一步研究工作的重点。

(4)本书只针对很有限的食管癌肿瘤标志物及肿瘤细胞进行了初步研究,推测其他类型的肿瘤标志物及肿瘤细胞检测可以按照本书的研究策略进行。针对不同的标志物,选用对应的抗体或核酸适配体,采用本研究确立的复合功能化探针或混合探针测定思路,可以实现多种类型标志物及肿瘤细胞的 RRS 检测。因此,认为本研究有望提供一种普遍适用的 RRS 检测平台,适合于不同类型肿瘤细胞的高灵敏度检测。因此,今后的研究工作将围绕这一目标开展。

后　记

　　本书完成之际，内心久久难以平静。回想自己的求学生涯，往事历历在目。十八年前，我还是一个懵懂少年，第一次离开家乡，怀揣梦想走进太原理工大学化学化工学院制药工程系。大三时，在专业课上第一次聆听我的恩师魏文珑教授的教诲，他儒雅的风范、渊博的学识深深打动了我，成为我心中的榜样。十五年前，我被免试推荐就读研究生，终于如愿投到魏老师门下，三年时间里，他以严谨的治学态度、广阔的研究视野引领我逐步迈入科学研究的殿堂。十一年前，我从母校毕业来到长治医学院工作，魏老师依旧常常关心我的工作和生活，时常鼓励我继续进行深造。只可惜受家庭和工作所累，加上自己的惰性，始终没有勇气踏出那一步，着实羞愧难当。三年前，父母身体健康，家庭幸福美满，儿子活泼可爱，工作小有起色，再没有理由不去追寻自己的梦想，于是决定攻博，此时自己已过而立之年。考博的艰辛自不待言，好不容易通过初试，但在复试阶段又遇到困难，此时又是魏老师在关键时刻再次将我收入门下，心中的感激真的是无法言表。三年时间转瞬即逝，三年来魏老师从论文选题、研究思路、研究方法等方方面面给予悉心指导，并多次请来专家为我指点迷津，帮助我顺利完成自己的研究工作。在此，我要向我的恩师魏文珑教授致以最衷心的感谢，感谢他十多年来的关心与教诲，感谢他在我每一个人生重要阶段的鼎力相助，衷心祝愿魏老师和师母田老师身体健康，平安顺遂！

　　我还要感谢常宏宏教授，他既是我的师兄也是我的老师，相识十余年，从硕士到博士，他指导我查资料、定课题、购试剂、做实验，早已成为我的良师益友。在此，感谢他多年来对我的指导、关心和帮助，祝愿他和家人健康平安、事事顺意！

　　感谢太原理工大学刘世斌教授、刘旭光教授、樊彩梅教授，中国科学院山西煤炭化学研究所樊卫斌教授，山西大学董川教授从论文选题、研究意义、研究方法、研究内容等各方面予以的持续关注和耐心指导！感谢生物与制药工程系赵志换老师、张冰老师对我的关心和帮助！

　　感谢我的工作单位长治医学院对我学业的支持。感谢人事处姚慧卿处长、药学系主任宋丽华教授、教务处副处长来丽娜教授、化学教研室主任杨金香教授,感谢她们在工作、学习和生活上给予的关心和照顾,感谢化学教研室全体同事对我的支持与帮助。感谢长治医学院中心实验室为我的研究工作提供便利。

感谢我的父母妻儿,是他们的默默付出,无私奉献,一路支持我走到今天。

最后,感谢所有支持、关心和帮助我的人!

李俊波

2018 年 12 月 16 日于长治